BIBLIOTHÈQUE ILLUSTRÉE DE VULGARISATION MÉDICALE

Pour soigner les

Maladies Vénériennes
Sexuelles et Urinaires

PAR LE
Docteur GALTIER-BOISSIÈRE
Officier de l'Instruction Publique

PRÉVENTION - TRAITEMENT

Conformation et fonctions des organes génitaux
Blennorrhagie - Chancre mou - Syphilis
Herpès génital - Végétations - Phimosis - Pertes sexuelles
Impuissance - Stérilité - Rétrécissement de l'urètre
Rétention et incontinence d'urine

Avec 41 figures dans le texte

PARIS
LIBRAIRIE C. REINWALD
SCHLEICHER FRÈRES & Cie, ÉDITEURS
15, RUE DES SAINTS-PÈRES, 15

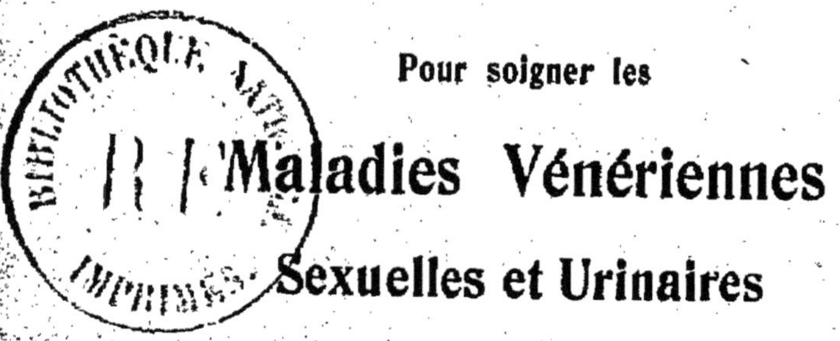

Pour soigner les

Maladies Vénériennes Sexuelles et Urinaires

OUVRAGES DU MÊME AUTEUR

La Femme. Conformation, fonctions, maladies et hygiène spéciales. Modifications des fonctions et des organes communs aux deux sexes, anatomie, fonctions et organes spéciaux, règles normales et pathologiques, mariage, grossesse, accouchement, stérilité. Maladies des organes féminins. 1 vol. in-4° avec 10 planches coloriées (1/3 de la grandeur naturelle) à feuillets découpés et superposés, formant 45 coupes anatomiques et 55 gravures dans le texte. SCHLEICHER FRÈRES, éditeurs. 8 fr.

L'Homme, notice explicative des 5 grandes planches à feuillets découpés et superposés, représentant en grandeur naturelle 63 coupes du corps de l'homme. SCHLEICHER FRÈRES, éditeurs . . . . 35 fr.

Dictionnaire illustré de médecine usuelle, 840 gravures, photographies radiographies, 3 cartes et 4 planches en couleur, 12e édition. LAROUSSE, éditeur. . . . . 6 fr.

Des manifestations de la syphilis sur la voûte crânienne. MASSON & Cie éditeurs.

Des moyens de se préserver des maladies contagieuses et parasitaires, 2e édition. DOIN, éditeur 3.50

Notions élémentaires d'hygiène pratique, 295 gravures et 8 planches coloriées, 6e édition. A. COLIN, éditeur 3.50

Pour soigner les

Maladies Vénériennes
Sexuelles et Urinaires

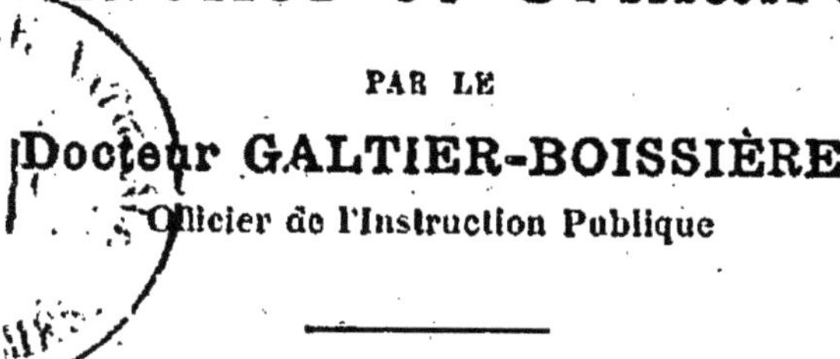

PAR LE

Docteur GALTIER-BOISSIÈRE

Officier de l'Instruction Publique

PRÉVENTION - TRAITEMENT

Conformation et fonctions des organes génitaux
Blennorrhagie - Chancre mou - Syphilis
Herpès génital - Végétations - Phimosis - Pertes sexuelles
Impuissance - Stérilité - Rétrécissement de l'urètre
Rétention et incontinence d'urine

Avec 41 figures dans le texte

PARIS

LIBRAIRIE C. REINWALD

SCHLEICHER FRÈRES & Cie, ÉDITEURS

15, RUE DES SAINTS-PÈRES, 15

BUT DE L'OUVRAGE

Il fut un temps où les personnes se présentant à l'hôpital pour des maladies vénériennes étaient fouettées, préalablement à tout traitement ; aujourd'hui encore, lorsqu'ils ont contracté ces affections, les militaires sont punis et les membres de nombre de sociétés de secours mutuels n'ont pas droit aux soins médicaux.

D'où proviennent ces stupides pratiques aussi nuisibles à la société tout entière qu'à l'individu ? D'une hypocrite vertu, car les hommes qui les prescrivent, sans réfléchir à leurs conséquences, se sont, eux aussi, exposés à la contagion et y ont échappé, non par horreur de la luxure, mais simplement par une heureuse chance.

Nulles maladies ne doivent être plus attentivement soignées, plus complètement connues que les maladies vénériennes, car non seulement elles frappent gravement le malade, mais l'une d'elles, la syphilis, pouvant être héréditaire, frappe la *race* et toutes sont susceptibles d'atteindre des *innocents*, soit dans les rapports sexuels légitimes du mariage, soit par le baiser et l'allaitement (syphilis passant de l'enfant à la nourrice, de la nourrice à l'enfant), soit par un objet quelconque imbibé du liquide nocif.

La campagne menée par le professeur Fournier et par M. Brieux au théâtre Antoine a vulgarisé les renseignements sur la syphilis, mais il est une autre maladie, beaucoup plus répandue, la blennorrhagie, dont les répercussions sur les innocents sont moins connues et cependant au moins aussi importantes. Il faut que les anciens blennorrhagiques sachent, il faut que le public général sache que tant que la maladie en question n'est pas *entièrement* éteinte (et cela est souvent long et difficile), la transmission à la femme est possible non pas ordinairement sous forme d'une maladie à signes très visibles et très spéciaux comme celle dont l'homme a souffert au début, mais avec l'apparence d'une inflammation banale de la matrice (*métrite blennorrhagique*).

Cette affection peut ensuite s'étendre aux trompes et aux ovaires et constituer une de ces douloureuses « maladies de femme » qui, après de longs mois, ont pour épilogue une opération supprimant tout espoir de maternité. Est-ce là tout ? Non, dans certains cas, la métrite blennorrhagique permet la grossesse, mais le pus virulent peut léser au passage les yeux du bébé qui vient au monde avec une ophtalmie purulente dont la conséquence, en l'absence d'un traitement énergique et hâtif, est la cécité complète. Ici encore, on le voit, il y a deux victimes possibles : la mère, l'enfant. L'auteur du mal est lui-même souvent plus à plaindre qu'à blâmer, il ignorait sincèrement ce mal !

Lorsque dernièrement un médecin a demandé l'autorisation de faire un cours de maladies vénériennes aux élèves de philosophie de nos lycées, on a crié au paradoxe ; nous espérons convaincre au contraire nos lecteurs que cet enseignement s'impose. Ils trouveront ici un exposé complet des causes et des signes de ces diverses affections. Trop longtemps on a cru, sur le souvenir d'une boutade scientifique, que la blennorrhée est un simple

« rhume de l'urètre » ; en lisant un résumé de ses complications dues fréquemment à des imprudences, on comprendra l'importance d'un traitement bien dirigé. De même pour la syphilis qui donne lieu aux terribles accidents tertiaires le plus souvent parce que la médication a été écourtée dès la disparition des premières manifestations.

Une autre partie de cet ouvrage est consacrée aux troubles des fonctions sexuelles, l'expérience nous a montré combien les connaissances du public sont erronées à ce sujet. Certaines personnes, sur la lecture de quelques extraits d'auteurs anciens, Tissot ou Lallemand, s'effraient de pertes séminales parfaitement compatibles avec une excellente santé et qui sont même la marque d'une heureuse vigueur, ou elles dramatisent des écoulements qui ne contiennent pas une goutte de sperme proprement dit. D'autres, au contraire, hochant la tête d'un air entendu, considèrent à tort comme négligeables des pertes vraiment maladives. « C'est de la neurasthénie, cela n'a pas d'importance. » Peu consolés par ce mot mystérieux, les malades courent successivement chez plusieurs charlatans et leur état général et local s'accroît d'un insuccès curatif qu'explique facilement une thérapeutique souvent très bizarre.

Le temps n'est plus où le médecin parlait en latin de cuisine pour dissimuler son ignorance et croyait dangereux de mettre le public au courant de la science. Notre but, dans ce livre, est de faire disparaître des terreurs et des négligences également nuisibles, en mettant les choses au point par l'étude des diverses variétés de pertes qu'on peut observer chez l'homme : *cowpérite*, *prostatite*, *spermathorrée*, *hématospermie*, dont les unes ont des conséquences peu importantes, les autres très sérieuses.

Les modifications dans l'émission de l'urine sont

trop liées aux maladies précédentes pour qu'une section de ce livre ne fût pas réservée aux affections purement urinaires, mais nous les avons restreintes à celles de l'urètre et du col de la vessie, réservant pour un autre ouvrage les maladies rénales et vésicales.

La partie hygiénique et préventive a été aussi étendue que possible et nous disons un mot des différents traitements, en ayant soin d'avertir le lecteur que les maladies sont individuelles et qu'on ne se traite pas plus avec un livre qu'on ne bâtit une maison avec un traité d'architecture.

Enfin, pour comprendre la maladie qui atteint un organe, il est indispensable d'avoir des notions succinctes sur la conformation dudit organe et sur son fonctionnement; nous faisons donc précéder la description des lésions d'un rapide résumé des organes urinaux et sexuels.

POUR SOIGNER

LES

MALADIES VÉNÉRIENNES, SEXUELLES & URINAIRES

PREMIÈRE SECTION

ORGANES SEXUELS A L'ÉTAT NORMAL

I. — CONFORMATION NORMALE DES ORGANES SEXUELS DE L'HOMME

Idée d'ensemble.

Les organes sexuels de l'homme comprennent diverses parties (fig. 1).

1° Les deux *testicules*, organes sécréteurs du liquide testiculaire, et un ensemble de *canaux excréteurs* transportant le liquide testiculaire des testicules aux vésicules séminales; les *enveloppes* des testicules.

2° Les deux *vésicules séminales* qui sont à la fois des réservoirs du liquide testiculaire et des glandes produisant un liquide accessoire du sperme.

3° La *prostate*, glande sécrétant un autre liquide accessoire du sperme.

4° Les *canaux éjaculateurs*.

5° Le canal de l'*urètre*.

6° Les glandes de *Cowper* et de *Littre* qui produisent un troisième liquide accessoire du sperme.

7° La *verge* ou *pénis*.

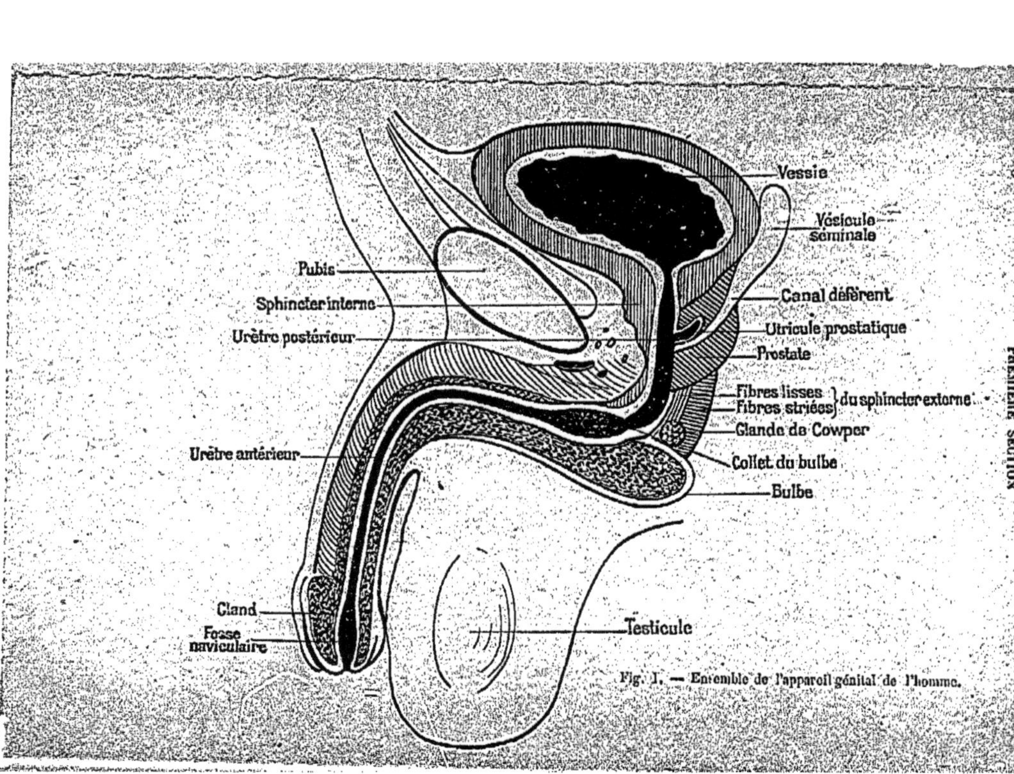

Fig. 1. — Ensemble de l'appareil génital de l'homme.

Testicule, canaux excréteurs, liquide testiculaire et enveloppes du testicule.

1° Testicules et canaux excréteurs.

Les *testicules* (fig. 2, 3 et 5, p. 9) sont des glandes [1] « ayant la forme d'un œuf un peu comprimé latéralement, et dont la direction est oblique d'avant en arrière; elles ont environ 5 centimètres de long sur 3 centimètres de large et 2 centimètres 1/2 d'épaisseur ; la gauche [2] est un peu plus volumineuse que la droite et descend un peu plus bas qu'elle. Sur la partie postérieure du testicule est placé un organe allongé, l'*épididyme* (du grec *epi*, sur, et *didumos*, testicule), dont la consistance est molle, alors que celle du testicule est très ferme.

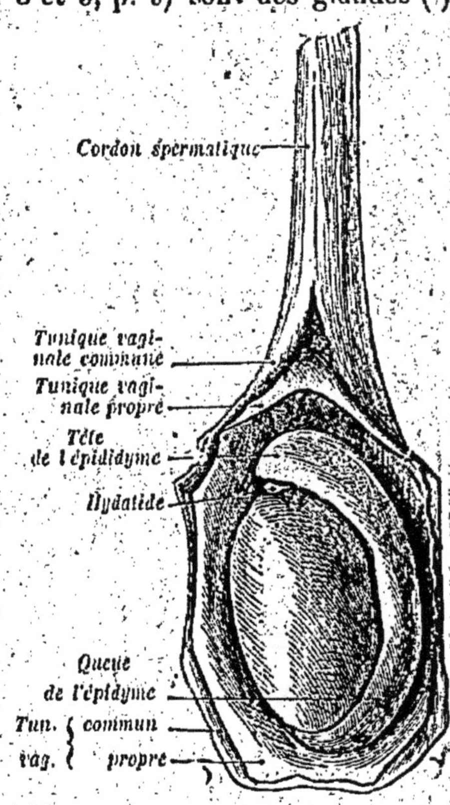

Fig. 2. — Testicule droit avec son cordon spermatique.
Les enveloppes du testicule sont incisées, étalées et séparées les unes des autres. (GEGENBAUR).

Le testicule est formé d'une grande quantité de petits tubes tortueux qui commencent par un cul-de-sac, se réunissent ensuite les uns aux autres pour former des canaux plus volumineux, les canaux *affé-*

(1) Extrait du *Dictionnaire illustré de médecine usuelle* du même auteur. Larousse, éditeur.

(2) Cette notion est utile à connaître car nombre de spermato-

rents, lesquels entrent dans l'épididyme et vont aboutir dans un canal unique, le canal de l'*épididyme* aboutissant lui-même au canal *déférent*. Ce dernier, après avoir longé le bord postérieur des testicules, gagne l'anneau inguinal placé à la partie inférieure du ventre et entre ainsi dans cette cavité, où il se place sur la partie postérieure et inférieure de la vessie, puis après s'être réuni au conduit de la vésicule séminale, forme avec lui l'un des deux canaux *éjaculateurs* (v.p.12).

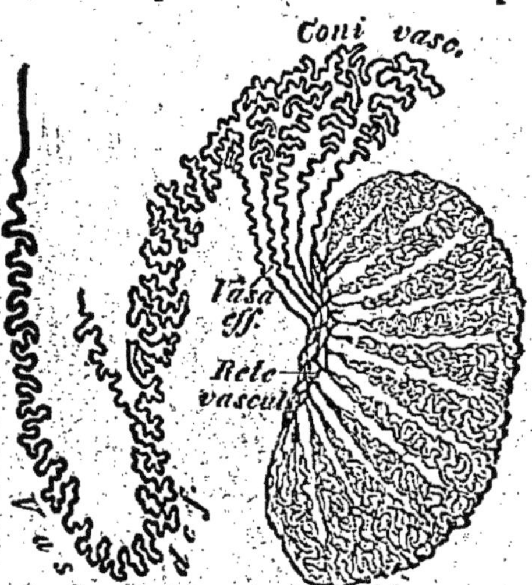

Fig. 3. — Schéma de la structure du testicule. *Rete vascul*, réseau de Haller; *Coni vasc.*; cônes vasculaires de Haller; *Vasa eff.*, canaux afférents du testicule; *Vas. def.*, canal déférent.

2° Liquide testiculaire.

Le liquide testiculaire est un liquide pâteux, blanc mat, constitué pour les 9/10 par des *spermatozoïdes* (fig. 4), c'est-à-dire les cellules destinées à féconder les ovules des femmes. Découverts en 1677 par Ludwig de Hamnen, ils ont la forme de longs cils filiformes présentant une partie renflée puis une forme aplatie ou *tête*; leur longueur est d'un 5 millième de millimètre. Ils sont doués de mouvements ondulatoires

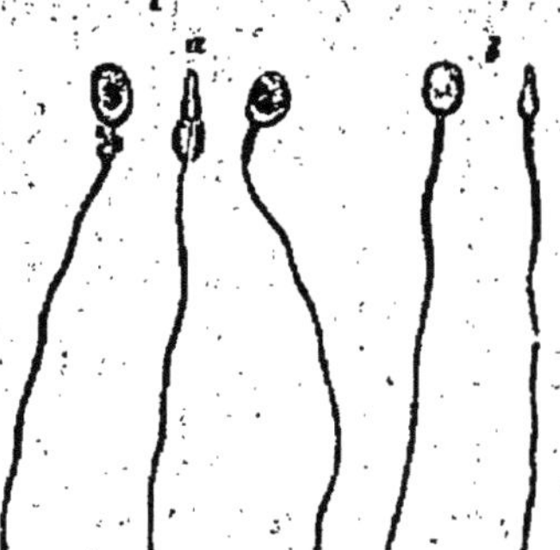

Fig. 4. — Spermatozoïdes. *a*, non mûrs, *b*, mûrs. D'après LAVALETTE et GÉGENBAUR.

réiques en constatant la différence de volume des deux testicules, voient dans cette disposition normale une lésion spéciale.

très vifs et peuvent parcourir en une minute une distance égale à 400 fois leur longueur, c'est-à-dire 20 centimètres. Ces mouvements deviennent de plus en plus lents, à mesure que s'éloigne le moment de l'évacuation.

3° Enveloppes du testicule.

Les testicules sont entourés par plusieurs enveloppes (fig. 2 et 5) superposées, dont la première seule est commune aux deux testicules :

1° Le *scrotum* est une partie de la peau. Sur cette région elle est mince, demi-transparente, plus ou moins foncée; douée d'une grande extensibilité, elle revient sur elle-même après avoir été distendue en formant des plis transversaux.

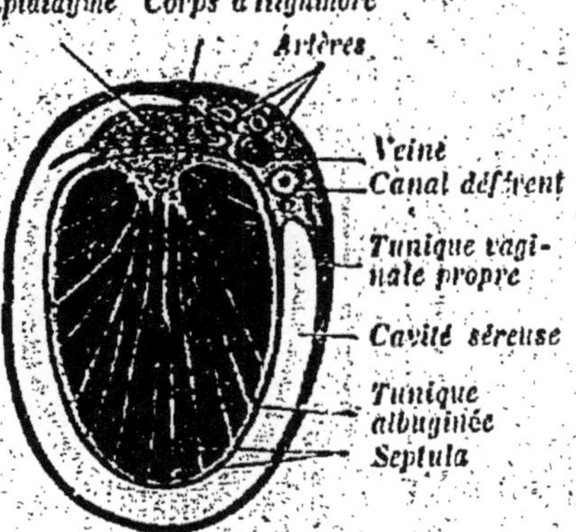

Fig. 5. — Coupe transversale du testicule et de ses enveloppes. La cavité séreuse est représentée dilatée. (KOLLIKER et GEGENBAUR.)

2° Le *dartos*, couche de fibres musculaires lisses (c'est-à-dire n'obéissant pas à la volonté), double le scrotum et constitue une cloison entre les deux testicules.

3° Une *couche de tissu cellulaire* lâche relie le dartos à l'enveloppe suivante.

4° Le *cremaster*, couche de fibres musculaires striés (obéissant à la volonté), s'insère à la couche fibreuse placée au-dessous et, ainsi que l'étymologie l'indique (*cremaô*, je suspends), relève le testicule (toux, effort, coït);

5° Une *couche fibreuse* (tunique vaginale commune), sorte de sac qui entoure le testicule et le cordon et qui est tapissée par un feuillet de la dernière enveloppe.

6° La *tunique vaginale*, sac séreux dont l'autre feuillet tapisse le testicule. La cavité contenue entre ces deux feuillets contient une très petite quantité de liquide qui s'accroît dans les orchites et surtout dans les hydrocèles.

1*

Vésicules séminales et liquide vésiculaire.

1° Vésicules.

Les *vésicules séminales* (fig. 6 et 7) sont deux tubes membraneux annexés chacun à un canal déférent, c'est-à-dire à la terminaison des canaux excréteurs du testicule. Placées entre la partie inférieure de la vessie et le rectum, leur longueur est de 5 à 6 centimètres sur 16 millimètres de largeur et 6 millimètres d'épaisseur. Leur cavité est cloisonnée à l'infini, ce qui en augmente considérablement la surface.

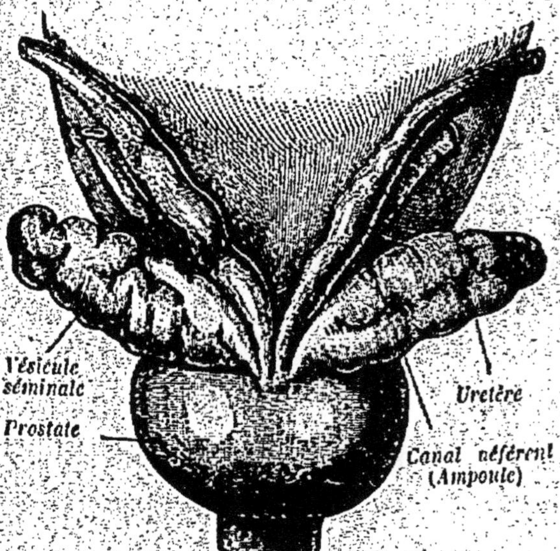

Fig. 6. — Bas-fond de la vessie avec la prostate, les canaux déférents et les vésicules séminales, vus en arrière et en bas. 3/4 grandeur naturelle. (GEGENBAUR.)

Chaque vésicule séminale se réunit à sa partie inférieure au canal déférent pour former le canal éjaculateur (fig. 7).

2° Liquide vésiculaire.

Le rôle des vésicules séminales est double : 1° elles jouent le rôle d'un réservoir dans lequel remonte et s'accumule le liquide testiculaire à mesure de sa sécrétion ; 2° leurs parois sécrètent un liquide spécial grisâtre, plus liquide que le liquide testiculaire et qui, par suite, liquéfie celui-ci et lui donne en partie sa teinte.

Le liquide vésiculaire contient des concrétions : « les

unes sont calcaires, rares et presque pathologiques, les autres azotées, nombreuses et physiologiques. Ces dernières se présentent sous l'aspect de petits grains très variables de volume, de consistance cireuse, se brisant en éclats par la pression et formés d'une masse homogène » (Mathias Duval).

Prostate et liquide prostatique.

1° Prostate.

La prostate (fig. 6, 7, 8) est une glande placée autour de la portion de l'urètre la plus rapprochée de la vessie. Elle est traversée par les canaux éjaculateurs.

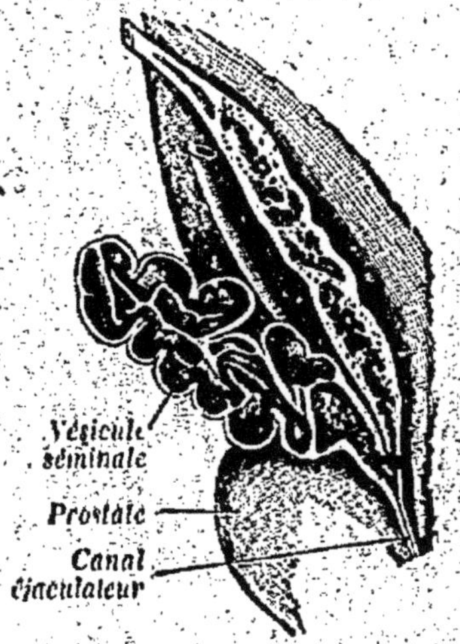

Fig. 7. — Ampoule du canal déférent gauche et vésicule séminale gauche, coupées selon leur grand axe. (GEGENBAUR.)

Très petite jusqu'à l'âge de la puberté, elle atteint son plein développement vers vingt à vingt-cinq ans, reste stationnaire jusqu'à quarante-cinq ou cinquante ans, où elle a 28 millimètres de long sur 40 millimètres de large et 25 millimètres d'épaisseur. Après cinquante ans, elle s'accroît souvent de façon à doubler et même à tripler de volume ; cet accroissement peut porter, du reste, sur l'ensemble de la glande ou l'une de ses parties. On y distingue, en effet, un lobe gauche, un lobe droit, et au moins chez les personnes âgées, un lobe moyen placé entre les deux ouvertures des canaux éjaculateurs (fig. 8) et qui s'hypertrophie plus souvent que les autres.

La prostate est en rapport en arrière avec l'intestin (rectum). Elle est formée par la juxtaposition de 30 à 40 glandes dont les canaux excréteurs s'ouvrent isolément par des orifices visibles à la loupe tout autour de l'urètre ; deux d'entre eux, placés sur le verumontanum (fig. 9), sont plus volumineux. Ces petites glandes contiennent des concrétions arrondies qui peuvent passer dans l'urètre, ou qui, devenues très volumineuses, restent

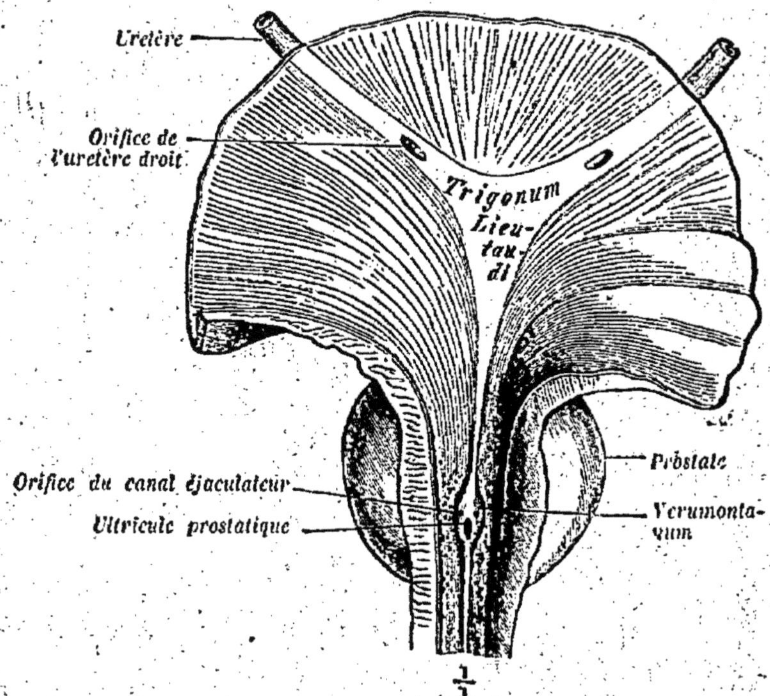

Fig. 8. — Partie du bas-fond de la vessie ouverte et vue par sa face antérieure pour montrer les orifices des uretères et la partie initiale du canal uro-génital, chez l'homme. Grandeur naturelle. (GEGENBAUR.)

emprisonnées dans l'intérieur de la glande et contribuent à constituer son hypertrophie.

2° Liquide prostatique.

Le liquide prostatique est un liquide blanc laiteux, filant, acide, renfermant des granulations graisseuses et les petits calculs arrondis, jaunes ou brun rougeâtre, dont il vient d'être parlé. Le liquide prostatique semble exciter les mouvements des spermatozoïdes.

Canaux éjaculateurs.

Ces canaux (fig. 7, 8 et 9) sont au nombre de deux, l'un à droite, l'autre à gauche. Chacun d'eux est formé par la réunion à angle droit d'un des canaux déférents et d'une vésicule séminale. Ils pénètrent isolément dans la prostate, qu'ils traversent pour aboutir à une ouverture placée sur une saillie de la face postérieure de l'urètre, le *verumontanum*, de chaque côté de l'utricule prostatique. Leur longueur totale est de 20 à 25 millimètres.

Leur rôle consiste à apporter dans l'urètre le liquide emmagasiné dans la vésicule séminale, ou lorsque celle-ci a été vidée, le liquide venant directement des testicules.

Glandes de Cowper et liquide cowpérien.

Au nombre de deux et d'une grosseur qui varie d'une

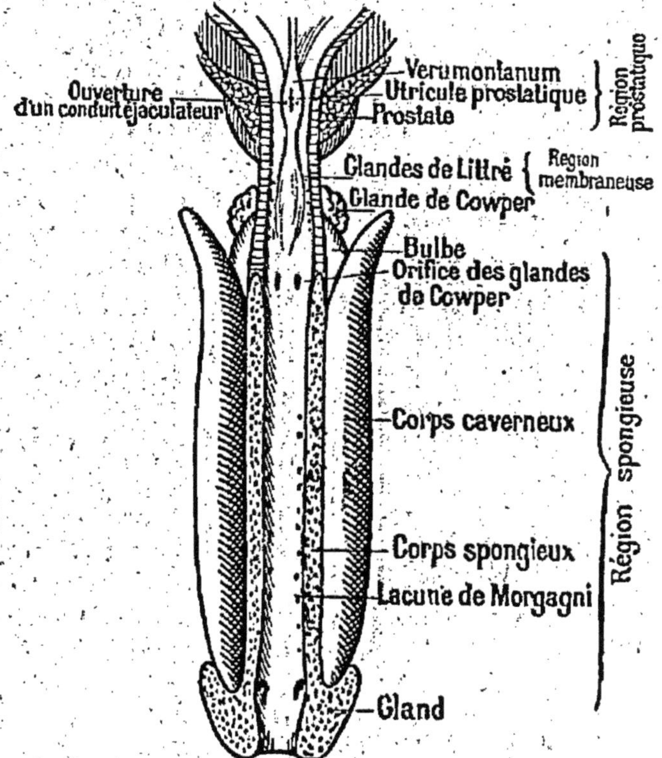

Fig. 9. — Glandes de Cowper et canal de l'urètre.

lentille à un noyau de cerise, les *glandes de Cowper* (fig. 1 et 9) sont placées en arrière de la base du bulbe, dans l'espace que forme celle base avec la portion membraneuse de l'urètre. Leur orifice s'entr'ouvre sur la face postérieure de l'urètre.

Le liquide sécrété est transparent, visqueux, filant, il s'étire comme du verre fondu. Il est sécrété non seulement au moment de l'éjaculation, où il s'ajoute au reste du sperme auquel il contribue à donner sa consistance visqueuse, mais encore au moment des érections et peut alors être évacué isolément par le méat, lorsque l'érection assez longue n'a pas été suivie de la terminaison de l'orgasme vénérien.

Canal de l'urètre.

Le canal de l'urètre (fig. 1, 8 et 9) s'étend de la vessie au méat urinaire.

Il est formé de deux parties, l'une postérieure, l'autre antérieure mobile.

L'urètre postérieur, qui est fixe, s'étend du col de la vessie jusqu'au niveau du pubis. Il commence au sphincter de la vessie qui est constitué par des fibres lisses circulaires (n'obéissant pas à la volonté) et se trouve entouré dans une longueur de 2 centimètres 1/2 à 3 centimètres par la prostate (*portion prostatique*), puis est constitué dans une longueur de 1 centimètre 1/2 par une couche de fibres musculaires, circulaires, striées (obéissant à la volonté), qui forment le sphincter externe de l'urètre (*portion membraneuse*), beaucoup plus puissant que le sphincter de la vessie, et aussi capable de résister à l'entrée d'une injection, à moins d'une pression très forte, qu'à la sortie de l'urine alors que le sphincter de la vessie a été forcé.

L'urètre prostatique présente vers le milieu de sa paroi postérieure une saillie oblongue, le *verumontanum*, qui a 12 à 14 millimètres de long sur 1 de large et 1 à 2 de hauteur. Son sommet présente l'orifice de l'*utricule* prostatique, petite cavité longue d'un centimètre environ dans laquelle viennent s'ouvrir une quantité de petites glandes. De chaque côté de l'orifice de l'utricule on aperçoit deux petits pertuis qui sont les ouvertures des canaux éjaculateurs. Dans cette partie l'urètre n'est séparée de l'intestin que par la prostate.

L'urètre membraneux présente les ouvertures des petites glandes de Littre.

L'urètre antérieur ou *spongieux*, qui est mobile, s'étend du pubis au méat. Il comporte 4 parties : la région *naviculaire* qui correspond au gland, la région *pénienne* qui correspond à la verge, la région *scrotale* qui est entourée par les bourses, la région *périnéo-bulbaire* qui va de la partie précédente à l'urètre postérieur. Cette partie contient de très nombreux vaisseaux et peut notablement augmenter de dimension ; elle a une longueur de 9 centimètres 1/2 à 14 centimètres, ce qui donne à la totalité de l'urètre une longueur de 14 à 19 centimètres.

L'urètre spongieux présente les deux ouvertures des glandes de *Cowper*.

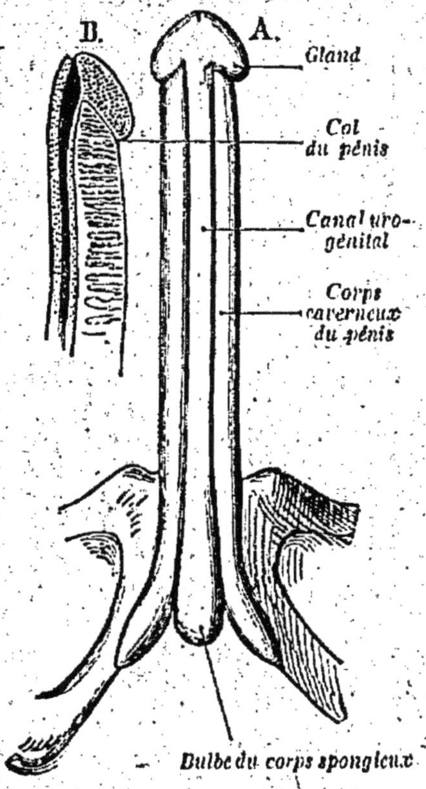

Fig. 10. — A, corps du pénis avec les corps caverneux, vus par leur face inférieure ; B, Coupe médiane et antéro-postérieure du pénis. (Gegenbaur.)

Verge ou pénis.

La verge (fig. 10 et 11), à l'état de flaccidité, a une direction descendante ; à l'état d'érection, elle devient dure et augmente à la fois de longueur et de volume. Molle, elle a 10 à 11 centimètres de longueur, avec 9 de circonférence ; turgescente, elle atteint 15 à 16 centimètres de longueur sur 12 de circonférence.

La verge est constituée par des organes érectiles, les corps caverneux et spongieux, et par des enveloppes.

Les *corps caverneux* (fig. 10 et 11) occupent le dos de la verge, ils ont 15 à 16 centimètres à l'état de flaccidité, 20 à 21 à l'état d'érection. Ils ont la forme de deux cylindres, étendus du périnée à la base du gland et adossés sur la ligne médiane ; la cloison qui les sépare est incomplète. La face supérieure est creusée d'un sillon qui contient une veine, deux artères et deux nerfs. La face inférieure forme une gouttière dans laquelle est placé le corps spongieux. Les deux extrémités postérieures s'effilent en pointes qui se séparent pour aller s'attacher à l'os du bassin. Les deux extrémités antérieures se terminent dans la base du gland. Le tissu est formé par une enveloppe élastique d'où partent des cloisons incomplètes qui circonscrivent des compartiments (aréoles) communiquant entre eux et qui prennent un volume plus ou moins grand selon l'afflux du sang.

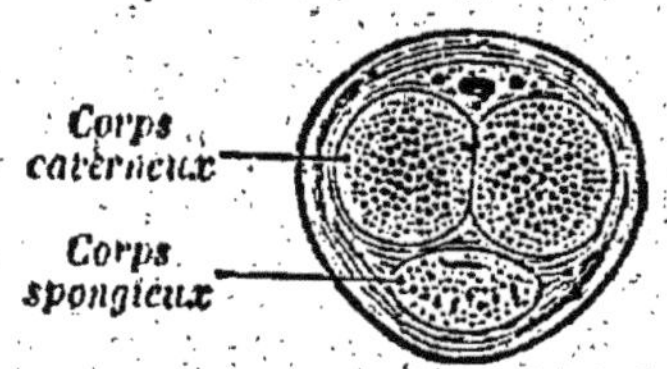

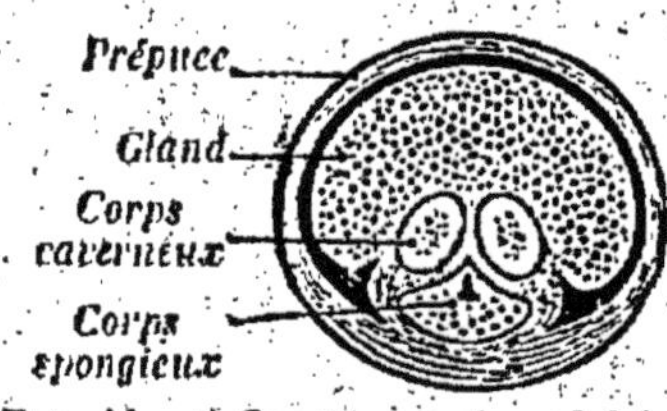

Fig. 11. — Coupes transversales du pénis.
La supérieure passe par le corps de l'organe ; l'autre est pratiquée dans la partie postérieure du gland, 2/3 grandeur naturelle. (GEGENBAUR.)

Le *corps spongieux*, dont la structure est analogue, a 12 à 18 centimètres et a la forme d'un cylindre entourant l'urètre. Il est renflé à son extrémité postérieure, le *bulbe*, et surtout à son extrémité antérieure, le *gland*, qui déborde le pénis en constituant la couronne du gland. Celui-ci est circonscrit par le sillon balano-préputial et se trouve recouvert par le *prépuce*, repli de la peau dont la face interne prend les caractères d'une muqueuse et qui, au-dessous de la verge, est rattachée au gland par un repli muqueux, le *frein*. L'orifice du prépuce permet en général le décalottement complet, mais dans certains cas il est assez rétréci pour l'empêcher, *phimosis* (v. p. 132).

L'ensemble des corps érectiles est recouvert par une gaine fibreuse séparée de la peau par une couche celluleuse et musculeuse.

II. — MODE DE FONCTIONNEMENT DES ORGANES SEXUELS DE L'HOMME

Sperme.

Il résulte de l'exposé fait dans le chapitre précédent que le sperme (fig. 12 et 13) est un liquide résultant du mélange du produit des testicules avec les sécrétions de la vésicule séminale, de la prostate et des glandes de Cowper.

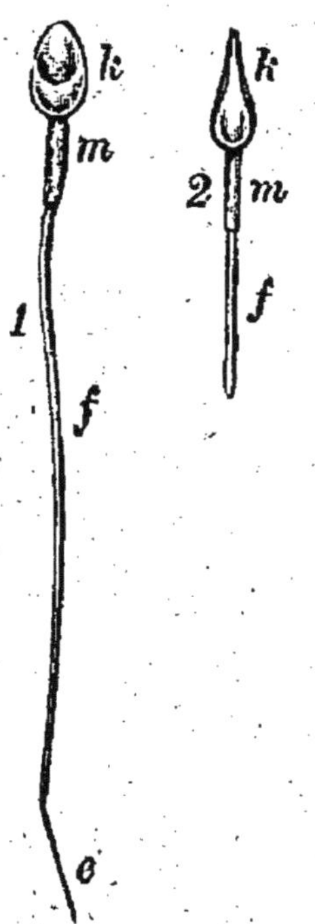

Fig. 12.
Spermatozoïdes.
1. Spermatozoïde de l'homme grossi 600 fois, vu de face, et 2, vu de profil : *k*, tête ; *m*, segment intermédiaire ; *f*, queue ; *e*, filament terminal (d'après RETZIUS et LANDOIS).

C'est un liquide blanc-jaunâtre, demi liquide, plus ou moins gélatineux et filant, à odeur spéciale. Sa réaction est neutre, il renferme, en dehors de 82 °/₀ d'eau, des spermatozoïdes décrits précédemment, des matières albuminoïdes, de la lécithine, des sels minéraux, notamment des phosphates, des sulfates, des carbonates et des chlorures.

Lorsqu'il n'y a pas eu de coït depuis longtemps, le sperme, qui provient alors des vésicules séminales, peut contenir des globules rouges, surtout chez les vieillards.

Abandonné à lui-même, le sperme laisse déposer des cristaux (fig. 13) composés de phosphate de chaux uni à une base organique, la spermine. En se desséchant au contact d'un linge, il donne à celui-ci une consistance d'empois.

« Après qu'il a été desséché, il peut, étant réhumecté, se gonfler et reprendre son aspect primitif, cinq ou six ans après son évacuation et même plus tard » (Robin). Les taches recouvrent alors leur épaisseur et même la teinte du début, l'odeur même peut reparaître, au moins d'une façon fugitive.

La quantité de spermatozoïdes est en raison directe de

la durée de l'abstinence sexuelle (Mantegazza) leur production étant relativement longue.

Citons ici l'extrait d'une communication de Brown-Sequard à l'Académie des sciences (1), en 1891, qui explique l'extrême fatigue éprouvée à la suite de pertes répétées de sperme :

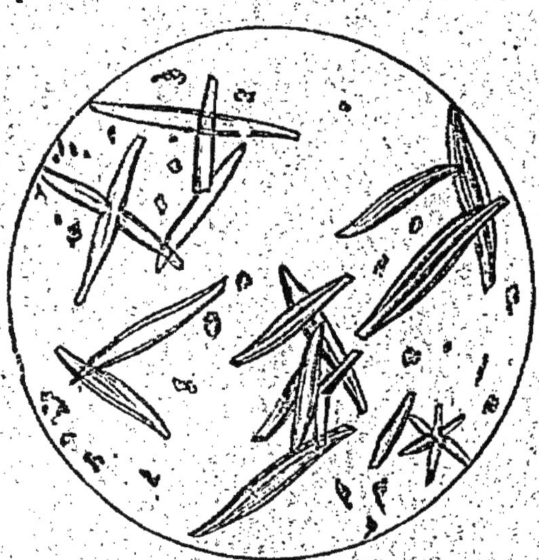

Fig. 13. — Cristaux du sperme. (Landois).

« Le testicule produit deux sécrétions qu'il importe de bien distinguer l'une de l'autre : l'une externe, le sperme, qui, par les spermatozoïdes, possède une fonction bien connue ; l'autre interne, pénétrant dans le sang avec les principes chimiques de désassimilation. »

L'influence dynamogénique exercée par la sécrétion interne des testicules est tellement indépendante et distincte de la sécrétion externe que, dans nombre de cas, on a constaté l'existence de cette influence alors que les sécrétions spermatiques étaient privées de spermatozoïdes.

Evacuation normale du sperme.

Dans le testicule le sperme progresse en partie par le fait de la poussée que lui imprime le liquide nouvellement sécrété ; en partie par l'action des muscles qui entourent le testicule (dartos, cremaster), dont l'effet est surtout sensible pendant l'érection. Dans le canal déférent des contractions musculaires le font pénétrer dans la vésicule séminale, où il stationne jusqu'au moment où

(1) *Archives de physiologie*, 1891.

il passe dans les canaux éjaculateurs et de là dans l'urètre.

Pour de Varigny (1), la rétention du sperme dans les vésicules séminales est due probablement à la disposition suivante : « Les deux canaux éjaculateurs sont séparés par une sorte de cul-de-sac, l'utricule prostatique (V. fig. 8 et 9), toujours rempli d'un mucus qui comprime les deux ca-

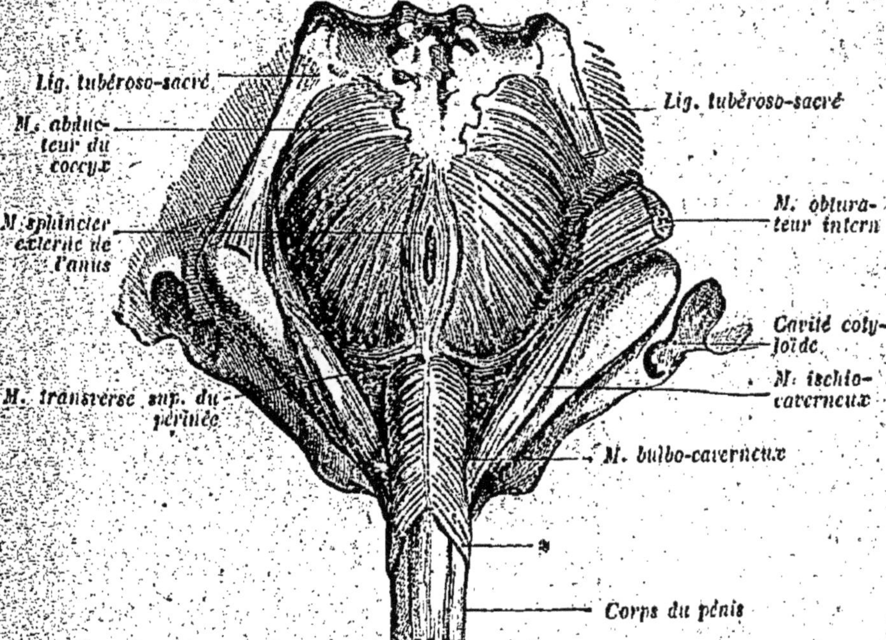

Fig. 14. — *Muscles du périnée de l'homme.* 1/3 grandeur naturelle. A droite, la partie antérieure du ligament tubéroso-sacré a été enlevée et le m. obturateur interne est sectionné. (GEGENBAUR.)

naux. Leur évacuation ne peut donc se faire que lorsque cet utricule est vidé par l'afflux énergique de liquide dans ces deux canaux. Cette action se produit par la contraction des fibres musculaires qui se trouvent dans les parois non seulement du canal déférent et des vésicules séminales, mais aussi des canaux éjaculateurs. Arrivé sur la région prostatique de l'urètre, le sperme par son contact provoque

(1) *Nouveaux éléments de physiologie*, 1900.

en arrière la contraction du sphincter interne de l'urètre, muscle circulaire qui ferme la vessie, en avant la contraction intermittente du sphincter externe de l'urètre qui entoure la région membraneuse de l'urètre, aussi l'évacuation se produit-elle par jet saccadé et non continu.

La quantité de sperme ainsi rejeté varie entre 1 et 8 grammes.

Le centre des actions nerveuses génitales semble localisé à la partie de la moelle épinière qui se trouve vers la quatrième vertèbre lombaire.

Érection.

L'érection est due : 1° à l'action des fibres lisses qui constituent une partie des parois des aréoles du tissu érectile de la verge; 2° à l'action des muscles ischio-caverneux et bulbo-caverneux (fig. 14) qui entourent le premier la racine des corps caverneux, le second le bulbe, terminaison du corps spongieux de l'urètre et chassent par des contractions rythmiques vers le gland le sang qui afflue à la racine de la verge. La contraction de ces muscles est due à une action réflexe sous l'influence des excitations du gland qui aboutissent à l'éjaculation.

III. — CONFORMATION ET FONCTIONS DES ORGANES GÉNITAUX FÉMININS (1)

Idée d'ensemble.

L'appareil génital féminin (fig. 15, 16 et 18) est composé :

1° De deux glandes, les *ovaires*, dans lesquels se forment les ovules ;

2° De deux conduits, les *trompes de Fallope* ou *oviductes*, destinés à transporter les ovules de l'ovaire à l'organe suivant ;

3° D'une poche à parois épaisses et contractiles, la *matrice* ou *utérus*, qui recueille l'ovule fécondé, le retient

(1) Ce chapitre est un résumé du chapitre analogue de notre livre : *la Femme*. Schleicher, éditeur.

jusqu'à la terminaison de son évolution, puis l'expulse au dehors ;

4° D'un conduit, le *vagin*, par lequel s'opère cette expulsion de l'œuf, mais dont le rôle principal est d'être un organe d'accouplement ;

5° De la *vulve*, porte d'entrée du vagin.

Un rôle important est, en outre, dévolu à des ligaments qui soutiennent l'ovaire, les trompes, l'utérus.

Les ovaires, les trompes, la matrice et le vagin constituent les *organes génitaux internes* ; la vulve et ses annexes constituent les *organes génitaux externes*.

Les organes génitaux internes sont maintenus en partie dans leur situation par deux feuillets du péritoine qui, après avoir revêtu les deux faces de la matrice, arrivés aux bords de cet organe, s'appliquent l'un à l'autre et deviennent les *ligaments larges* (fig. 15) qui, en se portant vers les parties latérales du bassin, reçoivent, dans leurs replis, *les ailerons supérieurs et postérieurs*, la trompe et l'ovaire.

Ovaire.

Situation, moyen d'attache et structure.

Les ovaires (fig. 15), qui ont la forme d'une amande, sont placés sur les parties latérales de l'excavation du petit bassin en avant du rectum, en arrière du ligament large et de la trompe. Le bord antérieur de l'ovaire adhère au ligament large par un court repli du péritoine, *l'aileron postérieur*, qui s'attache à son bord antérieur ou *hile* mais ne se prolonge pas sur lui. Il est fixé, d'une façon assez lâche du reste, par 3 ligaments formés de fibres lisses et recouverts par le péritoine. L'un l'unit à l'utérus, *ligament utéro-ovarien*, le second à la région lombaire, *ligament lombo-ovarien* ou *suspenseur*, le troisième à l'orifice abdominal de la trompe, *ligament tubo-ovarien*. Ce dernier est accompagné jusqu'à l'ovaire par une frange du pavillon ; lorsque celle-ci ne va pas jusqu'à l'ovaire, une gouttière est creusée sur le ligament pour compléter la gouttière qui existe sur la frange, gouttière destinée à transporter l'ovule de l'ovaire à l'orifice de la trompe.

A vingt ans, l'ovaire a une longueur de 36 millimètres

sur 18 de large et 13 d'épaisseur ; son poids est de 8 grammes. Il est constitué par des fibres musculaires

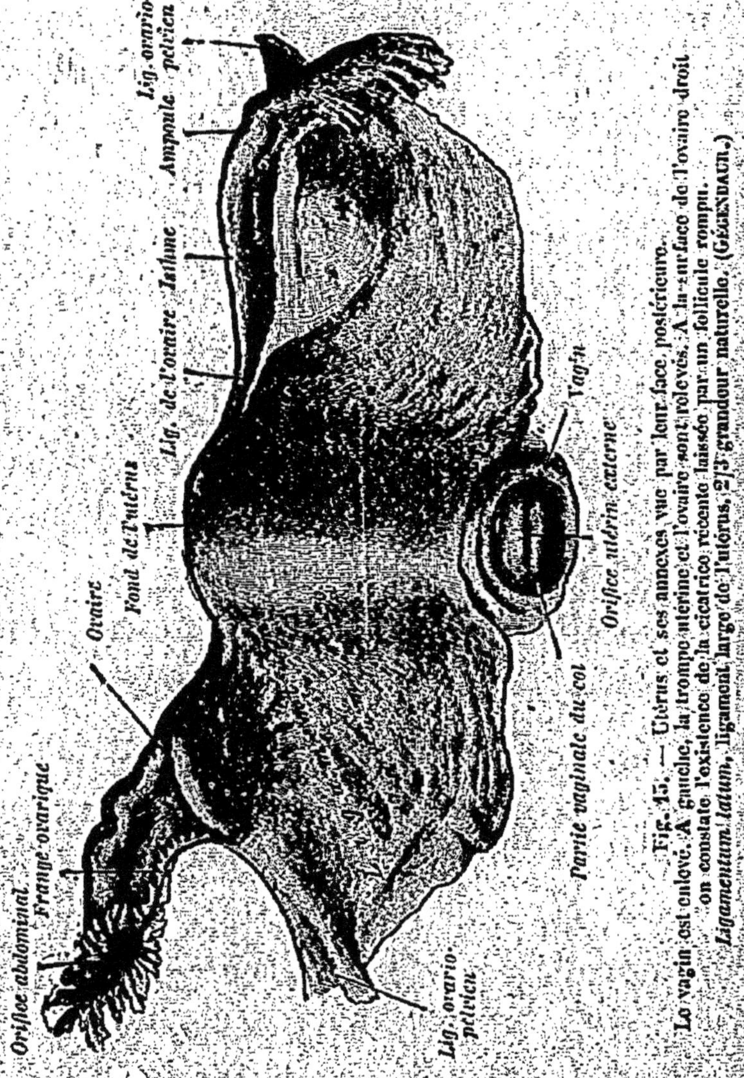

Fig. 15. — Utérus et ses annexes vus par leur face postérieure.
Le vagin est enlevé. A gauche, la trompe utérine et l'ovaire sont relevés. A la surface de l'ovaire droit on constate l'existence de la cicatrice récente laissée par un follicule rompu.
Ligamentum latum, ligament large de l'utérus, 2/3 grandeur naturelle. (GEGENBAUR.)

et conjonctives entrecroisées entre lesquelles sont placés, au centre, des vaisseaux, à la périphérie, les follicules de Graaf où évoluent les ovules.

Trompes de Fallope ou oviductes.

Comme leur nom l'indique, les trompes ou oviductes (fig. 13) sont destinées à conduire l'œuf dans la matrice.

Situation, moyen d'attache, longueur et direction.

Placées dans l'aileron supérieur du ligament large, elles se trouvent en avant de l'ovaire auquel elles sont unies par le ligament *tubo-ovarien.* Elles sont lâchement maintenues à leur place, en dehors de ce ligament, par leur continuité avec la matrice en dedans et par le ligament large.

L'utérus les entraîne avec lui pendant la grossesse et l'intestin rempli les abaisse.

Longues en moyenne de 10 centimètres, elles présentent successivement une *direction* d'abord transversale, puis infléchie en arrière, puis de nouveau transversale de façon à embrasser l'ovaire dans une anse.

Forme et rapports.

L'oviducte a été justement comparé à une trompette. Sa partie interne s'ouvre dans l'angle supérieur de la matrice par un orifice d'un millimètre, puis se continue par une portion de plus en plus élargie (*ampoule*) dont le diamètre atteint de 3 à 9 millimètres et qui se termine par le *pavillon* ; ce dernier est ouvert en bas, en arrière et en dedans ; sa circonférence dentelée ressemble à la corolle d'une fleur, à une ou deux couronnes de pétales dont une des languettes, la frange ovarique, on l'a vu précédemment (v. p. 21), s'étend jusqu'à l'ovaire. L'orifice abdominal placé au sommet du pavillon a une largeur de 2 à 3 millimètres. C'est par là que pénètre l'ovule vers lequel se porte le pavillon au moment de la rupture d'une vésicule de Graaf.

Structure.

La cavité tubuleuse de la trompe est obstruée par des plis qui eux-mêmes présentent sur leurs deux faces des plis secondaires, de sorte que cette cavité n'est en réalité représentée que par les fentes laissées entre eux par ces plis. Cette disposition retarde la marche de l'ovule et des spermatozoïdes qui se dirigent l'un vers l'autre, et peut faciliter la fécondation. Les plis sont dus à un soulèvement de la tunique muqueuse qui tapisse l'intérieur des trompes et dont la surface est formée par des cellules à cils vibratiles. Le mouvement de ces cils s'opère de dehors en dedans, il fait donc progresser l'ovule vers la matrice.

La tunique muqueuse est doublée par une tunique musculaire formée de fibres circulaires et de fibres longitudinales dont la double action active encore cette progression.

Matrice.

Situation, forme et structure.

L'utérus ou matrice (fig. 15, 16, 17) est un organe creux

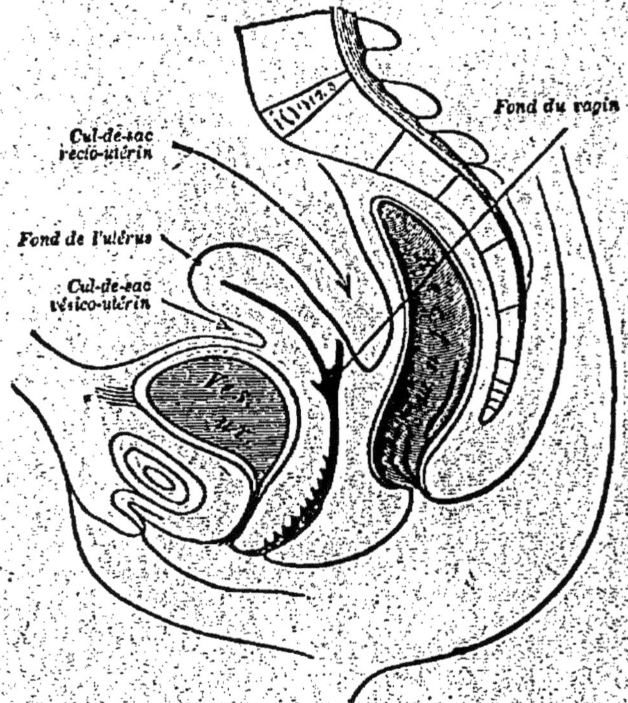

Fig. 16. — Situation et rapport de la matrice. Coupe médiane et antéro-postérieure du bassin de la femme (Schéma) (GEGENBAUR).

à parois musculaires épaisses destiné à recevoir l'œuf, qui lui est apporté par la trompe et qu'il conserve jusqu'à l'évolution complète du fœtus, moment où il l'expulse par ses contractions. Il est placé dans la partie moyenne de l'excavation pelvienne, au-dessous de l'intestin grêle, au-dessus du vagin, et se trouve séparé en avant du rectum, en arrière de la vessie, par les culs-de-sac vésico-utérin et recto-utérin du péritoine.

L'utérus présente deux parties : 1° la supérieure, plus large, le *corps*, a la forme d'un cône aplati d'avant en arrière dont la base, ou *fond*, regarde en haut et fait légèrement saillie au-dessus des points d'union avec les trompes, qui s'y abouchent chacune par un petit orifice ; 2° une partie inférieure cylindrique, le *col*, dont le tiers inférieur est inclus dans le vagin qui s'insère à son pourtour en formant un cul-de-sac circulaire, plus profond en arrière qu'en avant. La portion intra-vaginale, le *museau de tanche*, cône arrondi d'un centimètre de long sur 2 de large, est percé d'une ouverture, l'*orifice externe*, arrondi chez les vierges, transversal chez les femmes ayant eu des enfants et présentant alors deux lèvres plus ou moins déchiquetées par des déchirures qui se sont produites au cours des accouchements. A mesure que ceux-ci se succèdent, le museau de

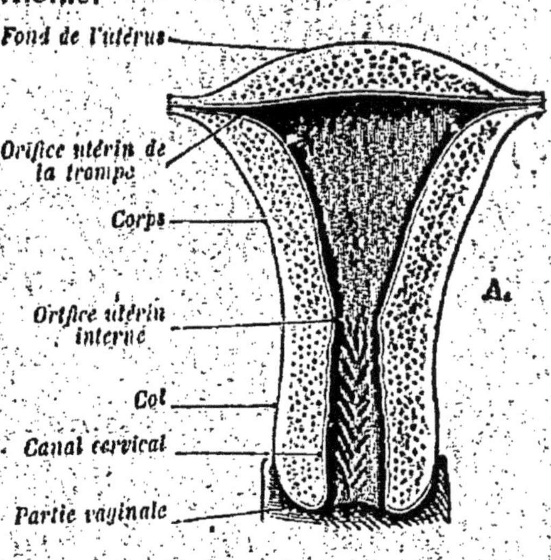

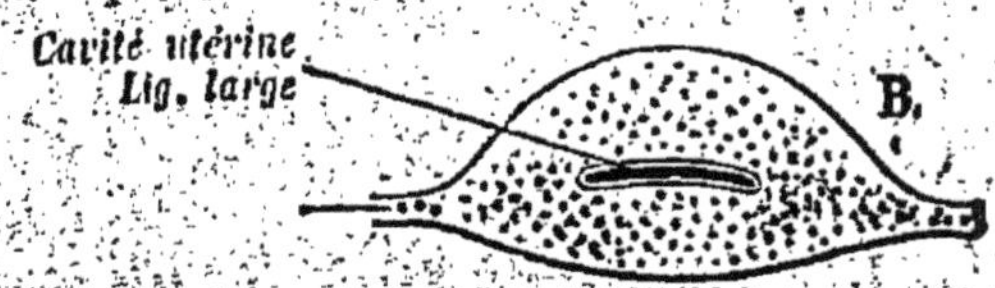

Fig. 17. — Utérus d'une femme qui a eu des enfants.
A, coupe d'avant en arrière ;
B, coupe transversale du corps de l'organe.

tanche devient plus mou et moins long. Entre le corps et le col il existe un rétrécissement très marqué.

Les dimensions extérieures de la matrice sont plus grandes d'un centimètre chez les femmes ayant eu des enfants que chez celles qui n'en ont point eu (longueur : 8 centimètres au lieu de 7 ; largeur : 5 au lieu de 4).

La matrice est soutenue sur les côtés par les *ligaments larges*, cloisons transversales qui l'unissent aux parois de l'excavation pelvienne, en avant par les *ligaments ronds* qui s'attachent au pubis, en arrière par les ligaments *utéro-sacrés* qui s'insèrent au sacrum.

Elle est formée de dehors en dedans par une tunique *séreuse* (péritoine), par une tunique *musculaire* et une tunique muqueuse.

Vagin.

Le vagin est un conduit cylindrique musculo-membraneux qui a un rôle important dans les rapports vénériens et sert à l'évacuation des règles, des sécrétions utérines et du fœtus.

1° Situation et moyens d'attache.

Cet organe est placé (fig. 16) en partie dans l'excavation pelvienne et en partie dans l'épaisseur du périnée qu'il traverse d'arrière en avant et de haut en bas.

1° En avant, dans sa moitié supérieure, il est en rapport avec la vessie à laquelle il est uni par du tissu cellulaire (*cloison vésico-vaginale* d'une épaisseur d'un centimètre environ). Sa moitié antérieure et inférieure répond au canal de l'urètre (cloison *urétro-vaginale*).

2° En arrière il est d'abord séparé du rectum, dans une étendue d'environ 3 centimètres, par un repli du péritoine qui forme le *cul-de-sac recto-vaginal*, puis intimement uni au rectum (*cloison recto-vaginale*), plus bas enfin, cette portion d'intestin se dirige en arrière vers l'anus en constituant un espace triangulaire qui est rempli par des muscles : le constricteur du vagin, le sphincter anal et le releveur de l'anus.

3° En haut il forme, comme on l'a vu dans l'article *Utérus*, autour du museau de tanche, une rigole circulaire qui est divisée en *cul-de-sac antérieur*, par lequel on peut sentir le bas-fond de la vessie, *culs-de-sac latéraux* et *cul-de-sac postérieur*. Ce dernier est le plus profond ; il est en rapport avec le cul-de-sac recto-vaginal et le rectum.

4° L'extrémité inférieure répond à la vulve.

5° Ses bords sont occupés par des plexus veineux, artériels, lymphatiques et nerveux.

Il est maintenu dans sa situation par les différentes cloisons susnommées, par la continuité de quelques-unes de ses fibres avec celles de la matrice, par son union avec le périnée.

2° Dimensions et structure.

La longueur du vagin est, en moyenne, seulement de 7 centimètres, mais il peut s'allonger de 3 ou 4 centimètres; sa largeur moyenne est de 2 cent. 1/2. Ce chiffre ne signifie pas grand'chose, car l'extensibilité du vagin est extrême, puisque la tête du fœtus y passe facilement.

Le vagin est constitué par une couche muqueuse assez épaisse et deux couches de fibres lisses, l'une extérieure, longitudinale, et l'autre interne, circulaire.

Sa surface intérieure présente de nombreux replis.

Vulve.

La vulve (fig. 18) est l'ensemble des organes génitaux féminins : grandes et petites lèvres, canal vulvaire, clitoris :

1° Grandes lèvres.

Les grandes lèvres sont deux replis de la peau formant l'entourage extérieur de l'orifice vulvaire. Elles ont 7 à 8 centimètres de long sur 3 de large et 2 d'épaisseur. Leur face externe, de couleur foncée et recouverte de poils, est séparée de la cuisse par le *sillon génito-crural*. Leur face interne, lisse, humide, rosée, dans sa moitié supérieure, foncée dans le reste, est séparée de la petite lèvre par le *sillon labial*. L'extrémité supérieure formée par la réunion en arcade à faible saillie des deux grandes lèvres se nomme la *commissure* supérieure. L'extrémité inférieure, point de réunion également des deux replis, se nomme la *commissure inférieure* ou *fourchette*.

Les grandes lèvres sont constituées de dedans en dehors : 1° par de la peau, abondamment fournie en glandes sébacées et sudoripares ; 2° par des fibres musculaires lisses ; 3° par de la graisse entourée de fibres élastiques. Le rôle des grandes lèvres est de s'appliquer l'une contre l'autre et de fermer par suite la vulve. Chez

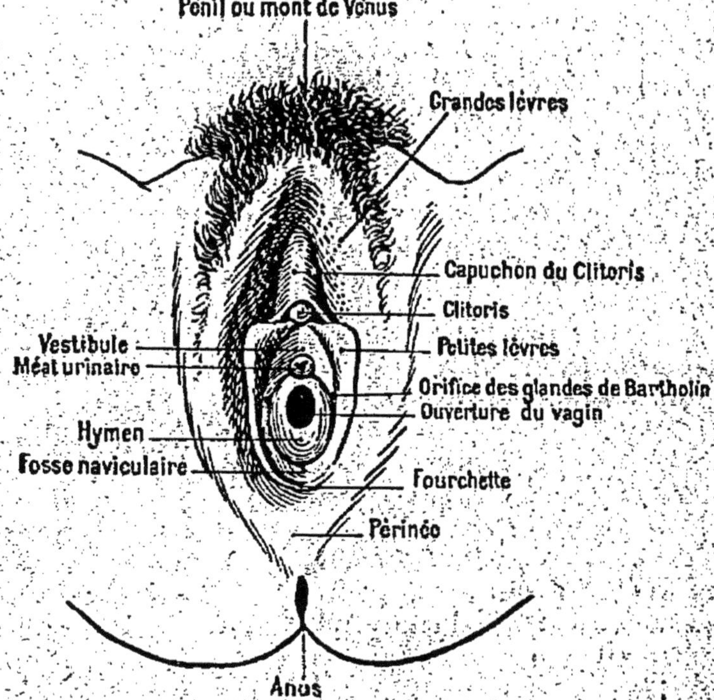

Fig. 18. — Vulve et périnée.

les femmes grasses, il en est ainsi ; chez les amaigries, l'ouverture reste plus ou moins béante.

2° Petites lèvres ou nymphes.

Les petites lèvres, replis muco-cutanés placés en dedans des grandes lèvres, ont 3 cent. 1/2 de longueur, 1 cent. 1/2 de largeur et 1/2 centimètre d'épaisseur. Leur face externe répond à la grande lèvre ; leur face interne répond à celle du côté opposé et s'applique contre elle. Leur bord adhérent est adossé au bulbe du vagin, leur bord libre est mince, convexe, dentelé. L'extrémité supérieure se divise en deux feuillets, l'un passe au-dessous du clitoris et constitue son *frein*, l'autre au-dessus et constitue son *capuchon* ou prépuce. L'extrémité inférieure, mince, se perd sur la grande lèvre ou forme en arrière de celle-ci une dépression, la *fosse naviculaire*.

3° Canal vulvaire.

Le canal vulvaire, simple fente, la vulve fermée, devient la base d'un entonnoir lorsque la vulve est ouverte. Il est constitué sur les côtés par les grandes et petites lèvres, en avant par le clitoris, en arrière par la commissure postérieure de la vulve. On y voit d'avant en arrière : 1° le *vestibule*, petite surface triangulaire rosée placée immédiatement après le clitoris et en avant de 2° le *méat urinaire*, orifice arrondi de l'urètre, de 3 à 4 millimètres de diamètre ; 3° l'*orifice intérieur du vagin* qui, chez les femmes mères, est ovalaire, et chez les vierges, fermé par une membrane, 4° l'*hymen* qui peut avoir diverses formes.

4° Clitoris et bulbes du vagin.

Le clitoris (fig. 18) et les bulbes du vagin sont des organes érectiles homologues des organes masculins, le pénis et le bulbe de l'urètre, mais l'organisation de ce tissu est inférieure chez la femme à ce qu'elle est chez l'homme.

Le *clitoris* naît par deux racines qui partent des branches ischio-pubiennes du bassin et se réunissent pour former bientôt le *gland* entouré de son prépuce dont le sépare la rainure préputiale. Sa longueur totale à l'état de flaccidité est de 7 à 8 centimètres et dans des cas exceptionnels peut presque doubler.

Les *bulbes* forment deux masses ovalaires placées en dedans des branches de l'ischion, dont les sépare le muscle constricteur du vagin et qui embrassent, dans leur concavité d'avant en arrière, le canal de l'urètre, l'orifice inférieur du vagin et la glande vulvo-vaginale.

5° Glande vulvo-vaginale ou de Bartholin.

Ce sont deux glandes en grappe analogues aux glandes de Cowper chez l'homme. Elles sécrètent un mucus abondant, notamment au moment des rapports vénériens. De la grandeur d'un pois à celle d'une amande, elles sont placées à un centimètre au-dessus de l'orifice inférieur du vagin.

Urètre.

L'urètre (fig. 16) ici est exclusivement urinaire et beaucoup plus court que chez l'homme. Sa *longueur* est de 35 millimètres, avec un *calibre* moyen de 8 millimètres qui peut facilement être porté à 12 par l'introduction d'une sonde ; la *direction* est oblique de haut en bas et d'arrière en avant.

L'orifice inférieur ou *méat* est placé à la partie postérieure du vestibule, à 2 centimètres environ en arrière du clitoris, en avant d'une saillie, le tubercule du vagin.

L'urètre est formé : 1° par une couche muqueuse ; 2° par deux couches de fibres musculaires lisses, les unes longitudinales et les autres circulaires ; ces dernières sont particulièrement abondantes à l'orifice supérieur et constituent le *sphincter interne*. Quant au sphincter externe, il est formé de fibres musculaires circulaires striées, et par conséquent obéit à la volonté. Le sphincter interne n'est pas très puissant ; aussi au moindre effort, à l'occasion par exemple d'un éclat de rire, quelques gouttes d'urine peuvent souvent s'écouler.

DEUXIÈME SECTION

MALADIES VÉNÉRIENNES CONTAGIEUSES LOCALES

I. — URÉTRITE BLENNORRHAGIQUE CHEZ L'HOMME

1° Forme aiguë.

Maladie contagieuse provoquée par des microbes spéciaux, les *gonocoques*, grave par elle-même et surtout par ses complications, qui sont assez fréquentes.

Incubation.

Entre le coït infectant et l'apparition des signes, il s'écoule un temps variable qui est en moyenne de trois à cinq jours, quelquefois un peu plus long, exceptionnellement un peu plus court. L'incubation des deuxième et troisième blennorrhagies est souvent plus longue que celle de la première.

Signes.

Les signes se partagent en trois phases : début, état, déclin.

1° Phase de début. — Il se produit à l'intérieur du gland une sensation de chatouillement qui d'abord est plutôt agréable, invite aux rapports sexuels et met la verge et surtout le gland en demi-érection. Puis on constate que les lèvres du méat sont *gonflées*, *rouges*, *collées* par un mucus visqueux et filant qui fait adhérer la chemise. La démangeaison du gland devient rapidement *pénible* et l'écoulement cesse d'être visqueux pour devenir *louche*, *muco-purulent*. A ce moment, il y a peu de globules de pus, la sécrétion est constituée par la chute des cellules de la surface de la muqueuse de l'urètre, qui sont remplies de gonocoques. Comme le montre la figure 19, ces microbes ressemblent à des sortes de haricots réunis deux à deux à une courte distance par leurs faces concaves.

2° PHASE D'ÉTAT. — Ordinairement vers le douzième jour, les lèvres du méat deviennent rouges, elles sont rétrécies par le boursouflement de la muqueuse et l'orifice est bouché par du pus desséché lorsque le malade n'a pas uriné depuis quelque temps. Le prépuce peut être *gonflé*, au point même de former un phimosis (v. p. 132). La verge est également gonflée, sensible à la pression, particulièrement le long du canal qui constitue un cordon plus dur qu'à l'état normal. Le gland est accru de volume et présente une coloration violacée.

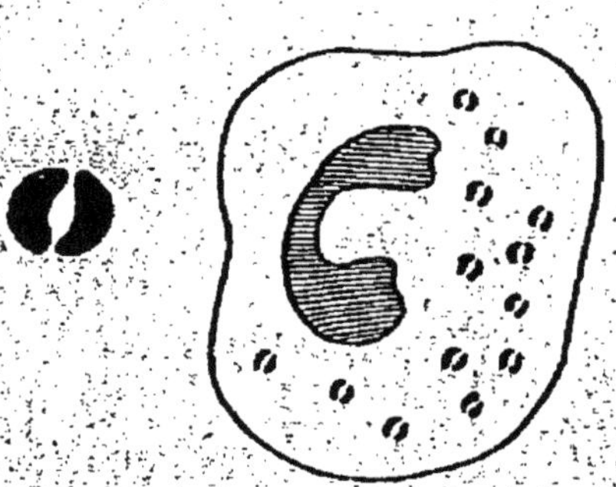

Fig. 19. — A, Gonocoques. B, gonocoque dans un globule de pus.

L'écoulement est abondant, continu, *jaune ou verdâtre*, mélangé d'un peu de sang et, par suite, rougeâtre dans les cas très aigus. Le pus est épais, ne file pas et coule d'autant plus que l'on n'a pas uriné depuis longtemps. Il est formé surtout de globules blancs dont un grand nombre sont infiltrés d'une grande quantité de gonocoques.

Le linge est couvert de *taches*, claires à la circonférence, foncées au centre, où le liquide est concentré et donne une teinte exagérée de l'écoulement. Le jet d'urine balaie rapidement le canal; si le malade urine dans deux verres, le premier contient presque tout le pus, tandis que dans le second l'urine est claire.

Le gonflement de la muqueuse et des tissus sous-jacents *diminue le volume du jet* de l'urine, qui peut même s'écouler goutte à goutte. La *douleur* est plus variable suivant les individus que suivant l'intensité de la maladie. En général, c'est une sensation de brûlure, de déchirement au passage de l'urine, elle siège soit dans la région du gland, soit dans toute l'étendue du canal, et cesse peu après la fin de la miction. Quelquefois, dans l'intervalle des mictions, il subsiste une sensation de pesanteur et de tiraillement dans la verge, les bourses ou le périnée.

Les *érections* qui surviennent sous l'action de courses en voiture, de la distension de la vessie, de la chaleur du lit et de rêves égrillards sont très pénibles. Dans certains cas le tissu des corps caverneux, se dilatant plus que le tissu de l'urètre, forme un arc dont l'urètre constitue la corde. La douleur est si vive dans ces conditions que le malade brise quelquefois la corde, c'est-à-dire l'urètre, d'un coup de poing, au risque de complications graves (hémorragies, rétrécissement).

L'éjaculation, lorsqu'elle se produit, se fait lentement, en bavant, et s'accompagne d'une douleur vive, d'une sensation de déchirement.

Dès la troisième semaine, l'urètre postérieur est toujours atteint.

3° Phase de déclin. — Après quinze à vingt-cinq jours (quelquefois davantage), l'écoulement passe du vert au jaune, puis du jaune au blanc et du blanc à l'incolore et redevient visqueux et filant. La douleur cesse peu à peu et le liquide contient progressivement plus de cellules, de sorte qu'elles arrivent à la fin à être plus nombreuses que les globules de pus. La verge reprend son aspect normal.

Evolution.

La maladie évolue en général sans que la santé générale soit atteinte. Chez les nerveux, cependant, on observe assez fréquemment un certain degré de lassitude, des maux de tête, une diminution de l'appétit et même quelquefois un peu de fièvre.

La *durée* moyenne d'une blennorrhagie bien soignée est de six semaines; dans des cas rares elle est plus courte (deux ou trois semaines); bien plus souvent elle est au contraire allongée (deux, trois mois et quelquefois plusieurs années, mais alors elle prend les allures de la blennorrhagie chronique qu'on étudiera plus loin). La période de déclin est celle qui a la durée la plus variable : tantôt l'écoulement reste longtemps abondant, tantôt il se produit des rechutes avec retour des phénomènes douloureux, tantôt enfin il ne subsiste qu'une goutte matinale (v. blennorrhée).

La phase d'état peut être *suraiguë* avec exagération de tous les signes. Souvent cette forme n'a pas une durée plus longue que d'ordinaire. Elle peut, au contraire, être *subaiguë*, la douleur étant presque nulle et l'écoulement peu abondant et assez clair ; tel est le cas des blennorrhagies survenant chez des individus qui en ont eu déjà plusieurs. Cette forme atténuée a souvent une très longue durée et il est très difficile de la guérir.

Causes d'aggravation.

1° En premier lieu, des *blennorrhagies antérieures* qui prédisposent à la chronicité ;

2° Des *malformations* : hypospadias, rétrécissement du méat ;

3° Un *mauvais état général* : maladies antérieures affaiblissantes, veilles, excès, lymphatisme, arthritisme, herpétisme, misère.

4° Une *mauvaise hygiène* ; excès alcooliques, usage de bière, de vin blanc, de cidre ; aliments très épicés, asperges, crustacés ; fatigues de toutes sortes, notamment marche longue, danse, bicyclette ; excitations vénériennes (coït ou onanisme) ;

5° *Mauvaise médication*.

Hygiène du malade.

Supprimer toutes les causes d'aggravation précédentes. Boire du vin coupé d'eau aux deux tiers, prendre peu de café et de thé, et renoncer à toute liqueur. Éviter toutes les causes d'excitation et par suite d'érection. Boire peu au dîner et jamais avant le coucher, de façon à éviter la réplétion de la vessie. Naturellement, pas de rapport vénérien. Porter un suppositoire à sous-cuisses. Envelopper la verge d'ouate qu'on renouvellera à chaque miction et employer au besoin des condoms assez longs.

Coucher sur un lit dur, de préférence sur le côté, employer le moins possible de couvertures.

Laver souvent le gland avec une solution de sublimé à

0,50 par litre d'eau et toujours les *mains* lorsqu'on a touché la verge, afin d'éviter une ophtalmie très grave (v. p. 52).

Médication interne.

I. — Contre l'écoulement

Les doses des différentes drogues ci-dessous varient avec la forme de la maladie et la susceptibilité de l'individu. Elles ne doivent pas être prises au hasard et sans contrôle, car toutes présentent des inconvénients.

1° Le *copahu*, liquide résineux, épais, jaunâtre, à goût et odeur désagréables, est employé sous forme de capsules, les unes en gélatine très indigestes, les autres au gluten, de beaucoup préférables. Les opiats, autrefois très en honneur, sont aujourd'hui abandonnés, le goût du copahu étant très désagréable, et le pain azyme qui les entourait se rompant facilement. Même sous forme de capsules, le copahu provoque des renvois désagréables, quelquefois même des vomissements. Enfin il donne lieu assez fréquemment à une éruption, *roséole copahivique*, constituée par des taches rouges, sans saillie, siégeant de préférence aux poignets, aux malléoles, aux genoux, aux coudes, aux mains et aux pieds, mais pouvant se généraliser. Le prurit est plus ou moins accentué.

2° La poudre de *cubèbe* est employée soit à l'état naturel (opiat), associée ou non au copahu, ou sous forme de capsules d'extrait alcoolico-éthéré. Ses inconvénients sont ceux du copahu, mais atténués.

3° L'essence de *santal* est administrée en capsules. Elle est préférable au cubèbe et au copahu, n'agissant pas sur l'estomac, mais peut donner lieu à des douleurs dans la partie inférieure du dos.

4° D'autres substances ont également été employées : malico, kawa-kawa, etc., mais leur action est très inférieure aux précédentes.

II. — Contre la douleur et les érections

1° Envelopper la verge de compresses froides renouvelées toutes les heures.

2° Prendre du *salol* à la dose de 1 gramme associé ou non à de l'antipyrine, 0,50 centigr.

3° Avant le coucher, avaler une pilule contenant 1 centigr. d'extrait thébaïque et 20 centigr. de camphre et introduire dans l'anus un suppositoire contenant 5 centigr. d'extrait de belladone qu'on pourra remplacer par un lavement de 150 grammes d'eau contenant 50 centigr. de camphre et 20 gouttes de laudanum. On pourra prendre aussi au moment de s'endormir 2 grammes de bromure de potassium. Enfin l'injection de morphine peut devenir nécessaire si tous les moyens précédents échouent. Si malgré tout on se réveille la nuit avec une érection douloureuse, le mieux est de marcher pieds nus en aspergeant la verge d'eau froide.

III. — CONTRE LA RÉTENTION D'URINE

Moyens précédents auxquels on ajoutera un grand bain tiède prolongé dans lequel on s'efforcera d'uriner.

Médication externe.

I. — INJECTIONS

1° *Mode d'opérer.* — La *seringue* (fig. 20) en verre doit remplir les conditions suivantes : l'extrémité doit être *conique* et non terminée par une pointe susceptible de se casser ; le piston doit circuler facilement et doucement sans à-coups ; il doit être parfaitement étanche, c'est-à-

Fig. 20. — Seringue à bout conique.

dire que le liquide ne doit pas passer au-dessus ; la contenance sera de 8 centimètres cubes. On aura soin, pour la rendre antiseptique, de la conserver, dans l'intervalle des injections, à l'intérieur d'un récipient contenant une solution de sublimé à 0,50 par litre (bien égoutter avant de s'en servir).

Pour faire l'injection, après avoir préalablement uriné et lavé le gland avec la solution de sublimé précédente, on lance une première fois le liquide en n'obturant pas le méat. Puis ce liquide étant rejeté, on injecte doucement la moitié du contenu de la seringue en oblitérant complètement le méat. On retire alors la seringue en ayant soin de pincer le méat de façon que le liquide reste dans le canal pendant cinq minutes environ.

On aura soin, pour que l'action se prolonge, de n'uriner qu'une heure après les injections.

Celles-ci seront progressivement augmentées de nombre suivant les prescriptions médicales.

2° *Solutions employées.* — Les unes sont antiseptiques : l'acide borique, le nitrate d'argent, le sublimé, le permanganate de potasse, l'acide picrique en forment la base.

Les autres, surtout astringentes, contiennent du tanin, du sulfate de zinc, de l'alun.

Enfin une troisième classe est représentée par des solutions balsamiques, l'eau distillée de copahu, le copahivate de soude, la solution de cubèbe.

II. — Grands lavages

Mode d'opérer. — Un *bock* de 2 litres en verre (fig. 21) ou en métal mais portant à sa partie antérieure un tube en verre (fig. 25, p. 48) (de façon à pouvoir suivre la quantité employée) est placé à une hauteur de $1^m,80$ pour le lavage de l'urètre postérieur, de 0,50 centim. seulement pour le lavage de l'urètre antérieur.

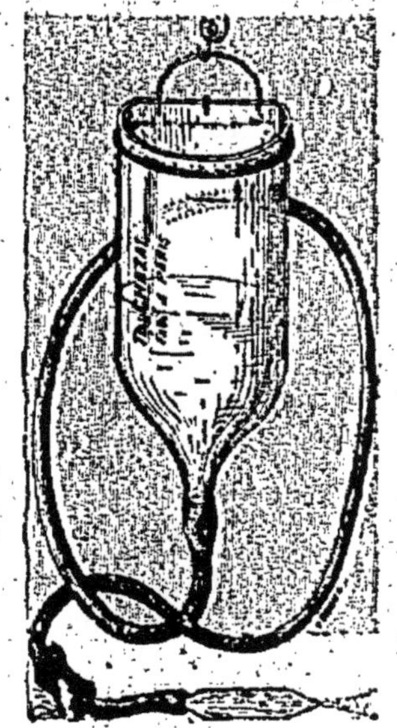

Fig. 21.
Bock avec tube et canule.

Au bock est adapté un tube en caoutchouc de 2 mètres, pourvu d'un robinet qui est lui-même en rapport avec une canule en verre à bout conique (fig. 22). Celle-ci, dans l'intervalle des injections, doit être conservée à l'intérieur d'un vase contenant une solution de sublimé à 0,50 centigr. par litre.

Le malade, après avoir préalablement uriné et avoir lavé son gland avec la solution du sublimé dans un bassin plat, est couché sur une toile cirée ou assis au bord d'une chaise avec une toile cirée sur les genoux, de façon que celle-ci conduise le liquide dans un seau placé entre les jambes.

On fait alors 4 ou 5 lavages de l'urètre antérieur sans obturer complètement le méat, puis on opère le lavage en l'oblitérant au contraire complètement. Le liquide force le

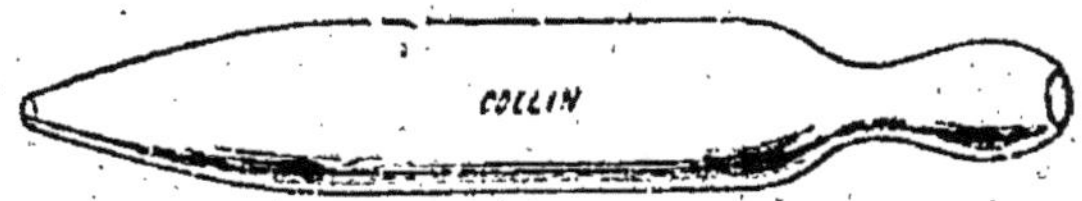

Fig. 22. — Canule pour lavage de l'urètre.

sphincter et pénètre dans la vessie. Lorsque celle-ci contient au plus 200 grammes de liquide, on laisse le malade uriner.

Il y a lieu de remarquer que le sphincter ne se laisse quelquefois forcer qu'après plusieurs tentatives.

On doit faire deux ou trois lavages par séance.

Le liquide doit être, surtout en hiver, à 35° ou 40° à la première séance. Plus tard, en été, on peut employer des liquides à la température normale.

Les solutions au début étant toujours faibles, la sensation doit être indifférente ou celle d'une légère brûlure.

Dans l'intervalle des injections, le bock, le tube et la canule doivent être enveloppés de façon à éviter la poussière.

Solutions employées. — Permanganate de potasse (solution de 20 à 33 centigr. par litre) ; sublimé (solution de 4, 5 centigr. par litre).

Traitement abortif.

Le meilleur est celui par les lavages avec la solution de permanganate opérés dès le début de la maladie.

Diday recommandait une injection au nitrate d'argent (4 centigr. pour 4 gr.). Elle provoque une suppuration qui s'éteint en 5 jours. En tous cas, abstention de rapports vénériens pendant 15 jours.

Traitement suivant les phases.

Forme aigue. — *Phase de douleur :* eau de Vichy ou 1 cuillère à café de bicarbonate de soude par litre.

5 ou 6 verres de tisane de queues de cerises, ou d'orge, de chiendent, de graines de lin, sucrée avec un sirop quelconque ou aromatisée avec quelques gouttes d'essence de menthe ou de citron.

Avant le dîner, deux grands bains par semaine, d'une heure si tièdes, de vingt minutes si froids.

Purgatif salin tous les 8 ou 10 jours.

Si les douleurs sont très violentes, garder le lit ou la chambre.

Phase de déclin. — Cesser de boire des tisanes et, d'une façon générale, boire peu. Prendre des balsamiques (de préférence du santal) en diminuant la dose dès la cessation d'écoulement, mais ne les abandonner complètement que huit jours après sa disparition absolue. Faire en outre, pendant cette phase, des injections ou des grands lavages, suivant la forme de la maladie.

Forme subaigue. — Lavage au permanganate toutes les douze, puis toutes les vingt-quatre heures.

2° Forme chronique ou blennorrhée.

Cet état succède à une blennorrhagie plus ou moins aiguë et se prolonge des mois et des années. Il existe deux formes suivant que les lésions siègent dans l'urètre antérieur ou postérieur.

Signes de l'urétrite antérieure.

La *douleur*, nulle ou presque nulle, consiste alors dans un chatouillement désagréable pendant la miction.

L'*écoulement* se réduit à une goutte plus ou moins blanchâtre ou jaunâtre apparaissant de préférence le matin après un long temps passé sans uriner.

Quelquefois les lèvres du méat sont seulement un peu collées et leur séparation déchire des sortes de fils formés par du pus.

A certains moments, sous l'action d'un coït, d'un excès

de boisson et dès le *lendemain* de cette cause d'irritation, l'écoulement redevient plus ou moins abondant.

L'*urine* du premier jet, reçue dans un verre, est formée d'un liquide clair (blennorrhagie ancienne) ou muqueux (blennorrhagie récente) qui contient des filaments : les uns sont transparents, longs, flexibles, flottants, et quelquefois bifurqués (filaments *muqueux*), les autres sont opaques, blanchâtres, courts, ne flottent pas et tombent au fond du vase (filaments *de pus*). Ces derniers indiquent une lésion plus intense. Les gonocoques peuvent ou non exister dans ces filaments. On n'est assuré qu'ils ne peuvent plus reparaître que lorsqu'on a fait l'essai d'une rénovation de ces microbes par une injection de sublimé à 5 centigr. par litre.

L'exploration du canal de l'urètre, faite par le médecin avec une bougie à boule et à l'extérieur de la verge par le palper, montre des épaississements, des rétrécissements et des régions douloureuses.

Signes de l'urétrite postérieure.

Lorsque l'urétrite siège exclusivement dans l'urètre antérieur, l'urine du second verre est claire et ne contient rien, et après le lavage de l'urètre antérieur, l'urine totale sort claire. Dans le cas contraire (urétrite postérieure), l'*urine* du second verre peut être claire (lésion ancienne) ou muqueuse (lésion récente), mais contient des filaments courts en forme de crochet (virgules de Furbinger) qui viennent des canaux excréteurs de la prostate. Après lavage de l'urètre antérieur, les deux verres continuent à contenir des filaments.

On observe assez fréquemment, dans cette forme, des signes spéciaux résultant du voisinage de la vessie (envies fréquentes d'uriner), d'un rétrécissement de l'urètre ou d'un spasme du sphincter (diminution de calibre du jet de l'urine). La terminaison de la miction est assez douloureuse et les sensations pénibles s'irradient vers l'aine et l'anus avec aggravation la nuit. Dans les rapports sexuels l'éjaculation se produit hâtivement et peut être accompagnée d'une sensation pénible. Plus tard, au contraire, l'éjaculation ne se produit que très tardivement et sans plaisir. L'impuissance dans certains cas se produit ensuite, succédant ou non à des perles nocturnes, constituées par de la spermatorrhée réelle (v. p. 142); ou à de la prostatorrhée (v. p. 140) qui s'effectue notamment au moment des selles. Des troubles généraux de la santé peuvent être la conséquence de cet état : abattement, tristesse, perte d'appétit, insomnie, diminution de l'activité et de l'intelligence.

Dangers de contagion.

Le mariage ne peut être permis à un individu atteint de blennorrhée qu'après la constatation, par un examen *répété* des urines, de l'absence de gonocoques.

L'ancien blennorrhagique devra s'abstenir des rapports répétés et toujours les faire précéder d'une miction pour laver l'urètre. Il aura soin surtout de prendre cette précaution le matin.

Si la goutte persiste, il ne doit avoir de rapports qu'avec un condom.

Traitement.

LOCAL. — Injection et surtout grands lavages au permanganate et au sublimé ou en les associant. Instillation au nitrate d'argent. Introduction de bougies médicamenteuses. Dilatation avec des bougies métalliques ou en gomme. Emploi de bougies métalliques enduites de médicaments.

GÉNÉRAL. — *Anémiques* : fer (eaux minérales ferrugineuses, notamment eau et pilules Reine du fer), douches froides (très courtes, 6 à 8 secondes), séjour à la campagne.

Arthritiques : Régime sévère comprenant à chaque repas des légumes verts. Douches tièdes de 2 à 3 minutes à 37° sur la colonne vertébrale. Peu de vin, le couper avec eaux de Vals (Perles n°s 5 et 7), de Vichy, de Pougues, de Contrexéville. En été, les rhumatisants feront une saison à Aix-les-Bains ou Néris; les goutteux à Royat ou Évian.

Herpétiques : Liqueur arsénicale de Fowler. Saison à Uriage.

Lymphatiques : Huile de foie de morue, et, en été, saison à des stations d'eaux arsénicales comme la Bourboule, ou chloruré-sodiques comme Salles-de-Béarn et Biarritz, ou à des eaux sulfureuses comme Barèges, Saint-Gervais, Saint-Sauveur.

Nerveux : Cet état concorde souvent avec l'anémie; on appliquera donc le même traitement en y ajoutant du glycérophosphate de chaux, des amers, le repos physique et moral, mais sans supprimer les distractions. Souvent les voyages auront un bon effet.

3° Complications de la blennorrhagie chez l'homme.

Folliculites et abcès périurétraux.

La folliculite est l'inflammation des petites glandes de l'urètre. Le plus fréquemment ces lésions siègent de chaque côté du frein sous forme de tumeurs-abcès, ayant la grosseur d'un pois, qui s'ouvrent rapidement. Mais elles peuvent former de simples petits grains durs sur la paroi inférieure de l'urètre. Lorsqu'elles sont placées sur la paroi supérieure, elles peuvent se développer du côté des corps caverneux et produire des abcès urineux, notamment au niveau du bulbe, avec douleur, fièvre, gêne de la miction.

TRAITEMENT. — Ouverture hâtive et pansement iodoformé.

Œdème du prépuce.

Ce gonflement peut provoquer du phimosis ou du paraphimosis.

TRAITEMENT. — Ne pas décalotter pour éviter le paraphimosis. Maintenir la verge en haut par l'emploi d'un caleçon. Bain de verge froid et injection sous le prépuce d'eau boriquée froide.

Ganglions de l'aine.

Très fréquemment, et dès le début de la maladie, un ou plusieurs des ganglions de l'aine augmentent de volume et deviennent plus ou moins douloureux pendant une dizaine de jours. Les phénomènes augmentent lorsque le malade se fatigue.

TRAITEMENT. — Repos.

Épididymite (dite orchite blennorrhagique).

C'est l'épididyme et non le testicule qui est atteint, la véritable dénomination doit donc être épididymite et non orchite. Complication fréquente (20 %) sur un des épididymes, relativement rare sur les deux. La seconde se produit quelques jours après la première.

Causes. — État général (rhumatisme, lymphatisme, froid, fatigue, coït, onanisme, injections mal faites, coups, absence de suspensoir).

Signes. — *Gonflement* des bourses ordinairement d'un seul côté. Il est constitué par un épanchement en général léger dans la tunique vaginale et par l'augmentation du volume de l'épididyme qui est dur, lisse, très douloureux. Quelquefois le cordon est également atteint (*funiculite*) et très douloureux.

La *douleur* s'exagère par la pression, la station debout, la marche, avec irradiation vers les régions voisines.

Des *pertes* séminales s'effectuent fréquemment la nuit, sans sensation voluptueuse. Elles peuvent être mélangées de sang et contiennent du pus jaunâtre. *L'écoulement blennorrhagique* diminue ou disparaît. Dans certains cas, il existe un peu de fièvre pendant quelques jours et des troubles digestifs.

Évolution. — L'épididymite apparaît souvent vers la 4e ou la 5e semaine et a une durée moyenne de 15 à 30 jours.

La restauration des canaux peut être complète après un temps variable, mais le plus souvent, quand l'épididymite a été double, le sperme ne contient plus de spermatozoïdes. Il peut même y avoir atrophie des testicules.

Traitement. — Repos au lit sur le dos, les testicules étant relevés par une planchette de carton (calendrier) ou simplement par une serviette éponge tamponnée entre les cuisses.

Pulvérisation de chlorure d'éthyle en arrière des bourses. Cataplasme ou onguent napolitain belladoné ou encore application d'un badigeonnage de gaïacol pur ou de pommade au gaïacol (1 pour 10 de vaseline). Alternativement un jour un grand bain d'une heure, le lendemain un verre d'Hunyadi Janos ou d'Apenta.

Prendre 4 grammes par jour de salicylate de soude en 4 doses d'un gramme chacune dans une tasse de tisane de chiendent ou de queues de cerises.

Interrompre le traitement contre la blennorrhagie et ne le reprendre qu'après guérison de la complication.

Quand les douleurs sont très violentes, elles seront soulagées par l'application de sangsues, le stipage au chlorure de méthyle et la ponction de la tunique vaginale gonflée par un gros épanchement.

On peut se lever dès la cessation des douleurs et on se contente alors d'appliquer un suspensoir compressif.

Pour faire disparaître l'induration consécutive de l'épididyme, on emploie localement la pommade iodurée et à l'intérieur l'iodure de potassium.

Prostatite aiguë.

Augmentation de volume de la prostate qui fait saillie dans le rectum.

Causes prédisposantes : coït, onanisme, excès de boissons, injections non aseptiques, fatigues quelconques.

Signes. — Il existe plusieurs variétés.

1° *Congestion.* — Sensation de lourdeur, de plénitude au périnée ; miction difficile et douloureuse, surtout en cas de constipation.

2° *Prostatite aiguë.* — Forme plus rare que la précédente. La douleur est plus nette, elle s'irradie vers les cuisses et le bas des reins et s'accroît par la marche, l'action de croiser les jambes et même de s'asseoir. La miction, qui est difficile et s'effectue souvent par gouttes, peut aboutir à la rétention complète. Les selles sont très pénibles et dans l'intervalle il subsiste une sensation de corps étranger dans le rectum. L'écoulement blennorrhagique diminue souvent. Il se produit de la fièvre (38°5 à 39°5) avec perte d'appétit, insomnie.

La maladie évolue en 15 à 18 jours avec maximum à la fin de la première semaine et se termine en général par résolution, quelquefois cependant par la formation d'un abcès.

Abcès de la prostate.

Sa formation s'annonce par un accroissement de la

fièvre, des frissons, une modification de la douleur (sortes de battements) qui devient extrêmement vive au moment des selles, de la rétention d'urine.

Tantôt le pus est expulsé par l'urètre dans les premiers jets d'urine et en dehors des mictions par des sortes d'éjaculations de pus. Quand l'évacuation est tardive, les conséquences peuvent être très graves. Tantôt le pus est évacué dans le rectum ou à la fois par l'urètre et le rectum.

Dès que l'abcès est percé, tous les signes disparaissent, mais la cicatrisation se fait quelquefois très lentement.

Traitement : 1° *De la congestion* : Repos au lit, et sexuel, grands bains, purgatifs répétés, cesser les injections, onctions ou suppositoires belladonés sur le périnée.

2° *De la prostatite aiguë* : En outre, lavements lents et chauds (40°) répétés dans la journée.

3° *Abcès* : Incision précoce du rectum.

Prostatite chronique.

Elle peut succéder à la forme aiguë, mais généralement apparaît d'emblée au cours d'une urétrite chronique postérieure. Elle est caractérisée par une sensation de *pesanteur* à l'anus et au périnée s'exaspérant par les fatigues quelconques. La *miction* est plus fréquente et il s'écoule de l'urètre, au moment des selles, du liquide prostatique. (V. pages 12 et à prostatorrhée, page 140.)

Cowpérite aiguë.

Causes prédisposantes. — Celles de la prostatite.

Signes. — Douleur en avant du bulbe suivie bientôt de l'apparition d'une *tumeur* ovoïde siégeant à droite ou à gauche de la partie moyenne ; son volume atteint la grosseur d'une noisette à une noix. Elle disparaît en général après quelques jours, mais peut suppurer et alors l'évacuation du pus s'effectue soit par le périnée (forme ordinaire), soit par l'urètre. Cet abcès guérit assez facilement, à moins que l'urine n'y pénètre, auquel cas il peut y avoir formation d'une fistule.

Dans la forme chronique (étudiée page 140), le seul signe est l'écoulement de quelques gouttes d'un pus opalin, filant, parfois mousseux, laissant des taches grises à aréoles jaunâtres. Au sein de ce liquide nagent quelques corpuscules blancs, transparents. Plus rarement on observe dans le premier jet d'urine des filaments de 2 à 3 millimètres de long sur 1 de large, formés par de l'épithelium (Julien).

Le traitement est le même que pour la prostatite.

Urétralgie.

Douleurs dans le canal de l'urètre, d'intensité variable (chatouillement ou élançement), siégeant d'ordinaire au méat ou au contraire profondément au niveau de la région prostatique. En général, elles sont intermittentes et peuvent ne se produire qu'au moment du coït, de l'action d'uriner ou de l'érection.

TRAITEMENT. — Traitement des traces de la blennorrhée s'il en subsiste. Massage du canal avec les bougies Béniqué. Injection de cocaïne. Potion au salicylate (4 grammes) ou au bromure (2-4 grammes), antipyrine (3 grammes), hydrothérapie.

Névralgie du testicule.

Elle est unilatérale et consiste, le plus souvent, dans un simple endolorissement, mais peut provoquer des douleurs extrêmement vives. Même traitement général que pour l'urétralgie. Compression du testicule par un suspensoire ouaté. Sangsues, gaïacol, stipage.

Cystite.

V. p. 169.

Rétrécissement de l'urètre.

V. p. 174.

II. — URETRITE BLENNORRHAGIQUE CHEZ LA FEMME

1° Caractères spéciaux.

La blennorrhagie chez la femme présente des caractères particuliers : 1° Elle peut être aiguë, mais le plus souvent elle est *chronique d'emblée*, l'origine étant une contamination masculine qui est beaucoup plus souvent blennorrhéique que blennorrhagique, le malade se croyant guéri, car souvent il n'amène plus de goutte matinale, mais a seulement des filaments dans ses urines. Suivant la virulence du gonocoque ainsi transmis, l'affection est aiguë ou chronique.

2° Les complications sont fréquentes du côté de l'utérus et de ses annexes, et ce sont elles qui constituent la gravité de l'affection.

Les *localisations* sont par ordre ; l'urètre, le col de la matrice, les glandes de la vulve, le vagin.

2° Forme aiguë.

Incubation. — L'incubation semble souvent plus courte chez la femme (24 à 36 heures).

Signes. — Les organes génitaux deviennent *chauds*, ils sont le siège de démangeaisons (surtout après la miction) qui provoquent souvent le désir de rapports vénériens. Puis une véritable douleur se produit, elle est accrue par la marche, par l'action d'uriner, mais les douleurs pendant les mictions sont toujours plus faibles que chez l'homme. Elles suppriment cependant toute possibilité de coït.

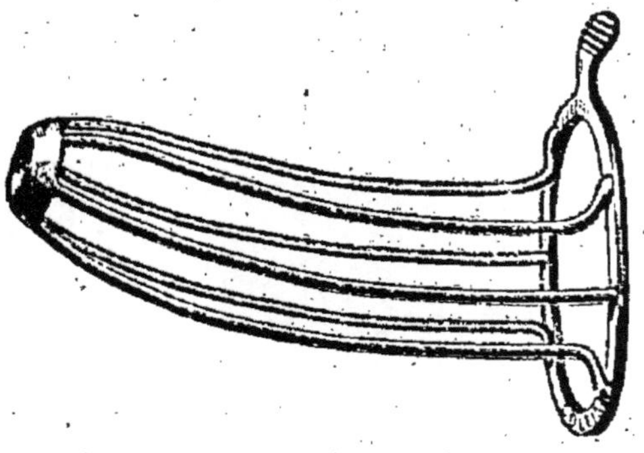

Fig. 23. — Spéculum fenêtré pour bains locaux.

L'écoulement s'établit, il est blanchâtre, puis jaunâtre et verdâtre et s'accompagne d'un peu de fièvre et de perte d'appétit. La muqueuse de la vulve, notamment celles des petites lèvres, du vagin et de l'urètre, est rouge, tuméfiée et couverte de pus.

Évolution. — Les phénomènes aigus (douleurs, écoulement) s'éteignent rapidement, mais la maladie se localise à l'état chronique dans les follicules de la vulve et de la matrice.

Traitement. — 1° Repos au lit ou tout au moins à la chambre.

2° Suppression de toute fatigue et surtout de toute excitation sexuelle.

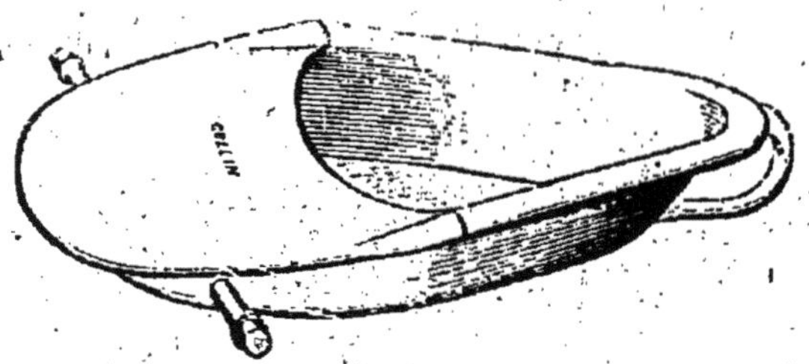

Fig. 24. — Bassin plat en métal émaillé.

3° Régime sévère (pas d'alcool), vin coupé d'eau Perle de Vals (n° 5). Dans la journée, tisane additionnée de salicylate de soude (2 grammes). Purgations répétées avec un verre d'Apenta ou d'Hunyadi Janos.

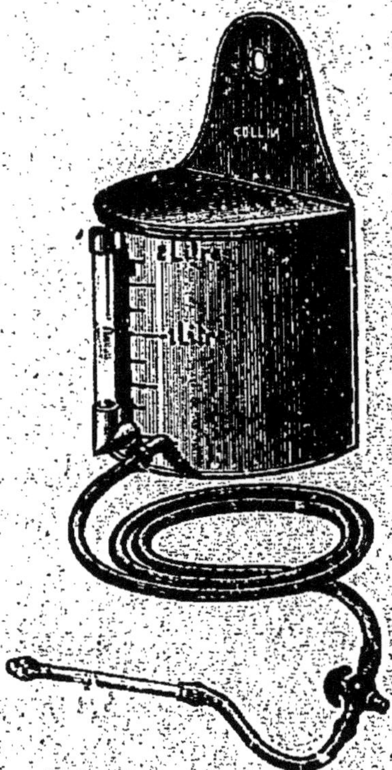

Fig. 25. — Bock en métal émaillé avec tube montrant le contenu.

4° Grands bains chauds prolongés (1 à 2 heures), d'abord quotidiens, puis tous les deux jours.

Dès que ce sera possible, on introduira (en ayant soin de le glycériner ou vaseliner pour faciliter le passage) un speculum fenêtré de bain (fig. 23) qui y ajoutera l'effet du bain vaginal.

5° Dans l'intervalle, appliquer 2 à 4 fois par jour, entre les lèvres de la vulve, une compresse de tarlatane imbibée d'eau bouillie chaude (laver chaque fois la vulve avec un jet d'eau antiseptique (20 centigr. de sublimé par litre).

6° Dès que la douleur s'est suffisamment atténuée, la femme étant couchée sur un bassin plat (fig. 24), introduire, le plus doucement et le plus profondément possible dans le vagin, une canule de *verre* simple (fig. 25) ou à entourage protecteur et à double courant (fig. 26), qui a l'avantage d'empêcher le contact irritant de l'eau chaude sur les petites lèvres de la vulve, et injecter avec un bock (fig. 25) placé à 1 mètre de hauteur, 2 litres d'eau bouillie chaude (35 à 40°) ou d'une solution antiseptique (permanganate, 0,25 par litre ; sublimé, 0,10 par litre, ou les deux réunis). Faire suivre d'une injection d'eau bouillie et presser la fourchette (v. fig. 18, p. 28) pour évacuer le liquide contenu dans le vagin. Répéter ces injections 3 à 4 fois par jour.

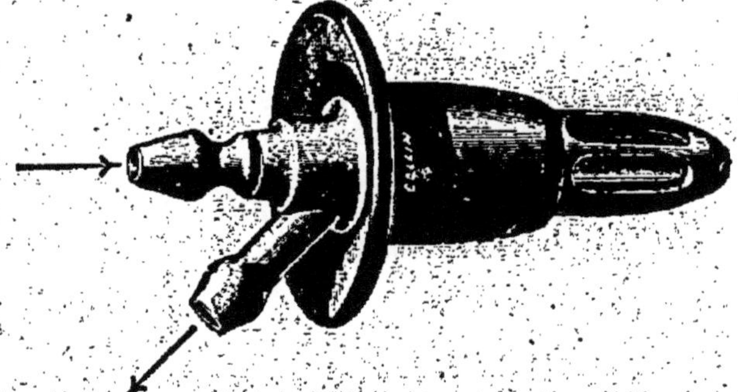

Fig. 26. — Canule protectrice à double courant.

7° Enfin le médecin introduira des pansements dans le vagin (ouate imbibée de médicaments) ou, ce qui donne des résultats très inférieurs, mais utiles cependant, la malade emploiera des ovules glycérinés simples ou contenant diverses drogues. Avoir soin de se garnir, car ces ovules fondent dans le vagin.

3° Forme chronique ou Blennorrhée.

La blennorrhée est la forme la plus fréquente ; ordinairement elle se produit d'emblée, mais comme on vient de le voir, peut aussi succéder à la forme aiguë.

Signes. — Les pertes blanches sont attribuées à une métrite, ainsi que les douleurs qui se produisent dans le bas-ventre et qui s'accroissent au moment des règles, lesquelles sont modifiées (diminuées ou augmentées) à la suite de rapports répétés, d'une marche prolongée, de la danse, de l'équitation, ou de l'emploi de la machine à coudre.

COMPLICATIONS. — Ces mêmes causes peuvent provoquer des complications du côté de la matrice ou des ovaires.

Les fausses couches sont assez fréquentes.

Quelquefois il se produit des poussées de blennorrhagie aiguë.

Cette maladie est extrêmement difficile à guérir complètement.

Le pus du vagin peut provoquer, au moment de l'accouchement, l'ophtalmie des nouveau-nés. D'autre part, les complications ont souvent pour conséquence la stérilité.

TRAITEMENT. — 1° Pour l'urètre, faire des injections chaudes de sublimé (5 à 10 centigr. pour 100) ou au permanganate (1 gramme par litre).

2° Pour les lésions des follicules de la vulve, on emploie la cautérisation électrique ; pour celles des glandes de Bartholin, l'excision.

3° *Vaginite et métrite.* — Irrigations au permanganate (0,50 par litre), ovule iodoformé.

4° Complications de la blennorrhagie chez la femme.

Adénite.

Le gonflement douloureux des ganglions de l'aine est lié à la fatigue, il disparaît par le repos et le traitement.

Blennorrhagie anale.

Elle se produit par transport du pus du vagin à l'anus ou à la suite d'un rapport contre nature (dans ce dernier cas, elle peut être observée chez l'homme).

SIGNES. — Démangeaisons, chaleur, brûlure à l'anus s'exaspérant au moment des selles. Écoulement de pus verdâtre par l'anus.

Dans la forme chronique, les *signes* sont atténués et la maladie est beaucoup plus tenace.

TRAITEMENT. — Lavages au sublimé, 1 litre, introduction d'une mèche enduite de vaseline iodoformée. Graisser l'anus avec de la vaseline au moment des selles.

Salpingo-ovarite.

Inflammation des trompes (*salpingite*) et des ovaires (*ovarite*).

SIGNES. — Ils sont très variables, le début pouvant être aigu (péritonite localisée au bassin), avec retour ensuite à la santé pendant plusieurs années ou, au contraire, apparition de troubles chroniques qui, dans d'autres cas, se produisent d'emblée. Ils consistent localement dans des *douleurs* siégeant sur les côtés de la matrice, dans les aines, dans la partie inférieure du bassin, dans les cuisses, ou sont constitués par une sensation de poids sur le rectum et l'anus.

Ces douleurs sont accrues par la station debout, la marche, la palpation, les mouvements quelconques, notamment ceux de la voiture, et surtout les relations sexuelles. L'action des règles est variable; chez quelques malades elles exagèrent les souffrances et les atténuent chez d'autres. A certains moments et sans qu'on puisse en savoir la cause, il se produit des crises aiguës, *coliques salpingiennes*, avec exaspération des douleurs et évacuation par la matrice et la vulve d'un liquide aqueux ou purulent.

Ces maladies deviennent *dyspeptiques* (pertes d'appétit, ballonnement du ventre, constipation, nausées, vomissements) et *neurasthéniques* (caractère capricieux et triste, névralgies, hystérie, perte des forces). La fièvre peut apparaître le soir, mais reste en général faible (38°5). Dans certains cas, il se produit une communication entre les trompes et l'intestin, ou la vessie et le vagin, et le pus accumulé dans l'organe est évacué par cette voie. L'évolution de la maladie est en général très longue.

TRAITEMENT. — Dans les formes atténuées on emploie la médication de la métrite: le repos, les grands bains, les enveloppements humides. Dans les formes aiguës, l'enlèvement des organes malades s'impose (*laparotomie*, *hystérectomie*).

Phlegmon du ligament large.

Inflammation du tissu cellulaire d'un des ligaments larges qui contiennent dans leurs plis les trompes et l'ovaire et contribuent à soutenir la matrice (v. fig. 15, p. 22).

SIGNES. — La douleur a son siège sur un des côtés de la matrice dans le petit bassin et s'accroît en s'irradiant vers la cuisse. Elle peut s'accompagner de malaise, de frissons et de fièvre, ou au contraire être très atténuée ; mais le mauvais état général est alors attesté par un affaiblissement et un amaigrissement rapides.

L'évolution est lente ; le soir, les malades ont un peu de fièvre, des frissons, des sueurs abondantes. La maladie guérit fréquemment si elle est soignée dès le début ; dans le cas contraire, elle aboutit à la formation d'un abcès qu'il convient d'ouvrir au plus tôt, de façon à empêcher que le pus fuse au loin et s'ouvre dans le vagin, l'intestin, la peau, par des fistules très difficiles à guérir.

Traitement. — Repos absolu au lit, sangsues, cataplasmes opiacés. Dès que le pus est perceptible, incision hâtive.

Pelvi-péritonite.

Inflammation du péritoine du petit bassin.

Signes. — *Forme aiguë* : Fièvre, frisson, nausées, vomissements, abattement profond. Douleur très vive à la partie inférieure du ventre, les règles se suppriment ou sont, au contraire, trop abondantes. La maladie évolue après une durée de quinze jours à trois semaines vers une guérison définitive ou temporaire, de nouvelles crises se reproduisant à l'occasion des règles ou de rapports sexuels. Si la suppuration apparaît, l'affection peut s'étendre au péritoine entier et devenir alors très grave.

Forme chronique. — Elle succède à la forme aiguë ou s'établit d'emblée ; tous les signes sont atténués, mais à certains moments des crises aiguës peuvent compliquer la situation.

Traitement. — Le même que pour le phlegmon du ligament large. Dans la forme chronique, une saison d'eaux minérales rendra des services.

III. — COMPLICATIONS DE LA BLENNORRHAGIE COMMUNES AUX DEUX SEXES

Ophtalmie purulente blennorrhagique des adultes.

Causes. — L'ophtalmie blennorrhagique est due au transport d'une parcelle du pus de l'urètre à l'œil soit directement par les doigts, soit par l'intermédiaire d'un objet (linge, éponge, eau de toilette, urine, ou encore par projection du pus d'une ophtalmie blennorrhagique dans un œil sain).

Cette affection est très grave, mais heureusement peu fréquente, elle est beaucoup plus rare chez la femme, qui ne peut pas comme l'homme se livrer à l'examen du canal de l'urètre.

SIGNES. — L'inflammation de la conjonctive est très rapide (quelques heures). Les paupières deviennent très rouges et très enflées, notamment la supérieure, qui recouvre souvent bientôt l'inférieure, enfermant ainsi au-dessous d'elle une grande quantité de pus qui, lorsqu'on soulève la paupière, peut être projetée dans les yeux de la personne qui examine. Le pus est mélangé de larmes et s'écoule sur la joue, en excoriant la peau. La conjonctive forme un bourrelet autour de la cornée qui peut la déborder et provoquer sur cette membrane des taches, des ulcérations, des perforations par lesquelles le contenu de l'œil peut se vider, entraînant la perte de la vision.

Il n'y a pas de fièvre, mais le malade est persécuté par une douleur très vive, s'exaspérant au moment où l'on veut ouvrir l'œil, et par une insomnie constante.

EVOLUTION. — Il existe une forme atténuée dont l'origine est du pus de blennorrhée ; mais en général la marche est foudroyante et un traitement intensif peut seul sauver la vision.

TRAITEMENT PRÉVENTIF. — 1° Se laver soigneusement les mains au savon, puis avec la solution de sublimé à 1 gramme par litre après avoir touché les parties génitales.

2° Ne jamais porter les mains aux yeux au cours d'un pansement de l'urètre.

3° Brûler tout linge ou ouate ayant servi à ces pansements.

4° Ne jamais employer pour le pansement la cuvette de toilette.

5° Si un œil est atteint, protéger l'autre par un bandage occlusif.

6° Coucher toujours du côté malade, de façon à éviter l'écoulement vers l'œil sain.

7° Prendre les plus grandes précautions au moment du

pansement d'un œil malade pour éviter la projection du pus dans ses propres yeux. Faire usage de lunettes. Si on peut penser que du pus a pu pénétrer dans l'œil, le laver immédiatement avec une solution de permanganate (0,25 par litre) et instiller 2 gouttes de la solution de nitrate d'argent à 1/50°. Puis appliquer des compresses froides.

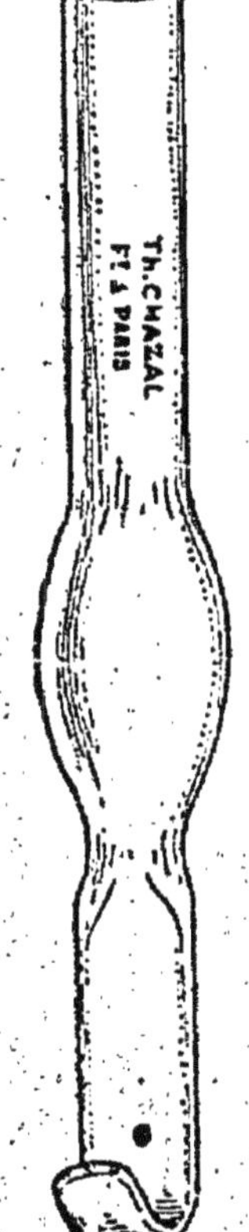

Fig. 27.
Releveur injecteur pour les yeux.

TRAITEMENT CURATIF. — 1° *Ophtalmie au début.* — Faire trois fois par jour, par un blepharostat-laveur (fig. 27) ou l'entonnoir-laveur de Kalt mis en rapport avec un bock de la contenance de 2 litres, une *irrigation* tiède (30 à 35°) d'une solution de permanganate (0,25 centigr. par litre) préparée au moment.

Dans l'intervalle, *laver* l'œil toutes les heures, avec de la ouate hydrophile imbibée de la même solution et appliquer sur l'œil une vessie de glace (fig. 28).

2° *Ophtalmie à la période de purulence.* — Ajouter au traitement précédent une fois par jour la cautérisation de la conjonctive avec la solution à 1/50°, faite par le médecin, les paupières étant retournées.

Le reste de la médication dépendra des complications.

Ophtalmie blennorrhagique des nouveau-nés.

Sur 3 ophtalmies des nouveau-nés, 2 au moins sont dues au pus blennorrhagique ou blennorrhéique mis au contact des yeux au moment du passage de l'enfant dans le vagin.

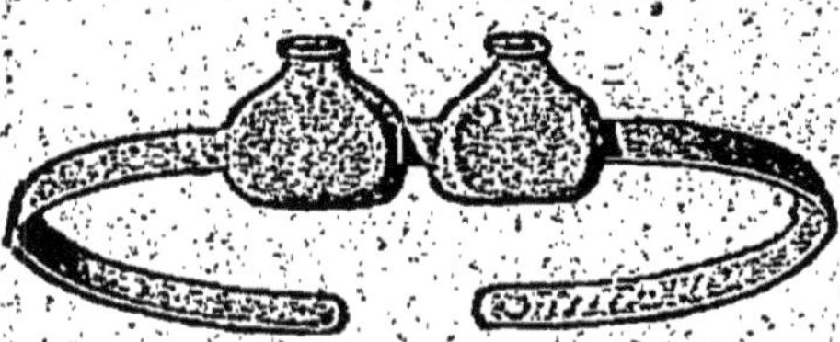
Fig. 28. — Sacs à glace pour les yeux.

Les signes sont ceux de l'ophtalmie des adultes, mais atténués.

TRAITEMENT PRÉVENTIF. — Faire des irrigations vaginales répétées au moment de l'accouchement.

Laver soigneusement les yeux avec un tampon d'ouate hydrophile imbibée d'eau boriquée. Introduire dans les yeux une pincée de poudre fine d'iodoforme.

Rhumatisme blennorrhagique.

CAUSES. — Cette complication existe dans bien des cas chez les individus atteints soit de blennorrhagie aiguë, soit de blennorrhée, mais de préférence au moment d'une poussée aiguë.

Souvent l'affection se reproduit à chaque nouvelle blennorrhagie. Elle apparaît de préférence chez les hommes jeunes et vers la quatrième semaine de l'écoulement.

Le froid et la fatigue y prédisposent.

La cause occasionnelle est souvent un coup, une chute, notamment dans la forme monoarticulaire.

SIGNES. — Il existe plusieurs variétés :

Rhumatismes polyarticulaires. — C'est la forme ordinaire ; quelques articulations sont atteintes, mais le plus souvent l'une après l'autre, l'inflammation s'atténuant au moins en grande partie dans celle prise précédemment, elle peut persister au contraire assez longtemps dans la dernière malade.

Les jointures frappées sont : le genou, la cheville, le coude, puis celle du sternum avec la clavicule, de la mâchoire inférieure, enfin celles des doigts.

Le gonflement, la rougeur de la peau, l'attitude vicieuse et la difficulté des mouvements sont plus faibles que dans le rhumatisme articulaire ordinaire.

La douleur, d'abord très vive, devient bientôt une simple gêne. La fièvre ne dépasse pas 39°, elle disparaît après l'évolution de chaque poussée vers une articulation pour reparaître lorsqu'une autre est atteinte. Les urines sont normales.

L'affection est en général assez bénigne, mais elle peut s'éterniser dans une articulation et produire de l'hydarthrose, de l'ankylose, des raideurs et des atrophies musculaires, enfin des déformations (main en griffe). Les complications viscérales sont exceptionnelles.

Rhumatisme monoarticulaire aigu. — Une seule articulation (genou, cheville, poignet, coude, hanche, mâchoire inférieure, clavicule, sternum) est atteinte. Le début est brusque ou lent.

La douleur spontanée est modérée, mais très vive au moindre mouvement, au moindre attouchement : le gonflement est volumineux, la fièvre peut atteindre 40°.

La terminaison s'opère quelquefois par résolution complète, mais le plus souvent il se produit une atrophie des muscles voisins, une ankylose rapide (six mois à un an). La suppuration est exceptionnelle et peut entraîner l'infection purulente (le pus contient ou non le gonocoque).

Rhumatisme monoarticulaire chronique ou hydarthrose. — Le gonflement de l'articulation (ordinairement le genou) s'effectue sans réaction locale et sans douleur. Elle disparaît en quelques jours ou au contraire s'éternise pendant des mois.

Synovites tendineuses. — Les synoviales des tendons peuvent être atteintes soit isolément, soit concurremment avec l'articulation voisine, sous forme d'un empâtement suivant la direction des tendons. La peau est rouge et il existe de la douleur, surtout la nuit et à l'occasion des mouvements.

L'affection frappe de préférence les tendons des muscles péroniers latéraux à la jambe, des extenseurs des doigts, du fléchisseur du pouce.

Hygroma. — Les bourses séreuses, notamment celle placée sous le calcaneum (douleur du talon) et derrière le calcaneum peuvent être également enflammées.

Traitement préventif. — Eviter le froid, les fatigues, les chutes, surtout si on a eu déjà du rhumatisme blennorrhagique. Essayer de faire avorter la maladie causale par les grands lavages de l'urètre.

Traitement curatif. — *Rhumatisme polyarticulaire et synovite.* — Repos au lit et régime lacté.

Immobilisation de la jointure qui est recouverte d'un liniment calmant ou de salicylate de méthyle, d'ulmarène.

Plus tard, application de teinture d'iode, massages, pointes de feu, bains sulfureux et de vapeur.

Rhumatisme monoarticulaire. — Application de sangsues, d'onguent napolitain et immobilisation dans un appareil plâtré. Mobilisation dès la cessation des douleurs.

Hydarthrose. — Application de vésicatoires autour de la rotule, puis compresse ouatée.

IV. — BLENNORRHAGIE INFANTILE

1° Des petites filles (vulvo-vaginite).

CAUSES. — Coucher avec des parents atteints de blennorrhagie et contagion par les draps, les linges ou les objets de toilette. Rapports sexuels entre petits enfants.

SIGNES. — Les signes sont ceux de la vulvo-vaginite des adultes, avec urétrite. Toutes les complications de la blennorrhagie sont possibles et en premier lieu l'ophtalmie, d'où la nécessité de faire un pansement occlusif du vagin.

TRAITEMENT. — Trois fois par jour, lotions si vulvite, irrigations si vaginite avec permanganate (50 centigr. par litre) ou sublimé (25 centigr. par litre). Séparer les parois avec de l'ouate saupoudrée de tanin. Attouchement avec une solution de nitrate d'argent.

2° Des petits garçons.

CAUSES. — Très rare. Rapports anormaux avec des grandes personnes ou des petites filles.

SIGNES. — Ce sont les signes ordinaires de la blennorrhagie, le prépuce est souvent gonflé et les ganglions de l'aine très douloureux.

Traitement balsamique, grands lavages ou injections.

V. — BALANO-POSTHITE ÉROSIVE CIRCINÉE

Berdal et Bataille ont décrit une affection contagieuse qui atteint le gland et est sujette à récidive.

Le phimosis est une cause prédisposante.

SIGNES (fig. 29). — Cette affection évolue lentement après le rapport infectant. D'abord apparaissent des *érosions* recouvertes d'une pellicule blanc-jaunâtre qui s'enlève facilement et laisse à nu une surface lisse, rouge vif, humectée d'une sérosité louche, à bords linéaires taillés à pic et dont le contour est marqué par un mince liseré blanchâtre, extrêmement friable, qui paraît comme soulevé et retroussé en dehors.

Ces érosions débutent en général dans la rainure du prépuce du gland, qu'elles envahissent progressivement tout entière en 10 à 12 jours. La formation de la sécrétion puriforme à odeur nauséeuse est alors assez abondante pour appeler l'attention du malade, puis l'envahissement s'étend en même temps au gland et à la face interne du prépuce et la quantité de pus naturellement s'accroît. Il est plus épais que dans la blennorrhagie. A un moment il n'y a plus qu'une petite surface autour du méat qui reste intacte (25e jour). La guérison s'opère alors spontanément, les parties les premières érodées étant guéries d'abord; la remise en état s'opère en 4 ou 5 jours.

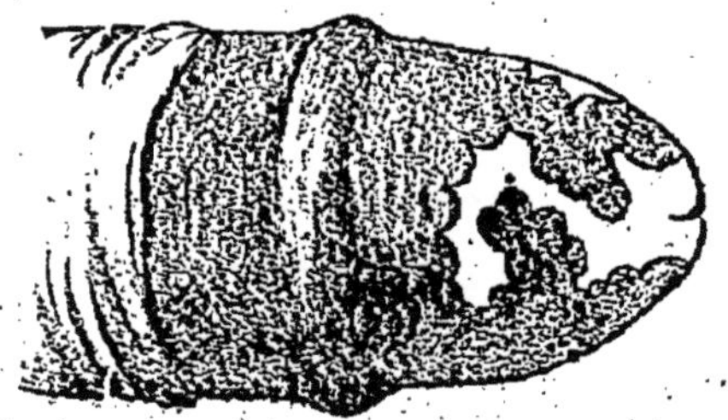

Fig. 29. — Balano-posthite érosive.

Les lésions n'atteignent que les parties sous le prépuce, la maladie est donc d'autant plus limitée que le gland est plus découvert et le sujet plus âgé (la balanite survient souvent au premier coït).

Un ou deux ganglions peuvent être momentanément gonflés et douloureux.

Traitement. — Découvrir le gland et laver à l'eau boriquée, puis badigeonner avec un pinceau trempé dans une solution de nitrate d'argent (1/30e). Laver de nouveau, puis poudrer avec de la poudre de bismuth et recalotter.

Après trois jours, les érosions sont en général guéries et il suffit de faire prendre des grands bains, le gland étant décalotté.

En cas de phimosis, injection d'eau bouillie tiède, puis d'une demi-seringue de nitrate d'argent (1/50 gr.); puis de nouveau lavage à l'eau tiède. Dans la journée, grand lavage avec solution de sublimé (0,50 par litre).

VI. — CHANCRE MOU

1° Forme simple.

Définition.

Le chancre simple, chancrelle ou chancre mou, est une ulcération vénérienne dont le pus est indéfiniment réinoculable au même individu et qui, par suite, est une affection à évolution exclusivement *locale*, caractères qui la distinguent du chancre syphilitique.

Mode de transmission.

L'infection se fait sur une peau ou une muqueuse excoriée par l'inoculation d'un microbe spécial, le streptobacille (fig. 30), souvent groupé avec d'autres, d'où le nom que lui a donné Unna (strepto). Il a la forme d'un bâtonnet incurvé de 1 à 2 μ (millième de millimètre) de long sur 0 μ 3 à 0 μ 5 de large.

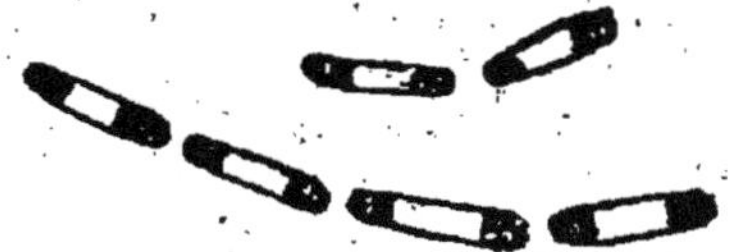

Fig. 30. — Strepto-bacille du chancre mou.

Signes.

Peu de temps après le coït infectant (24 à 48 heures), apparaissent *plusieurs* ulcérations (3 à 10 en moyenne) (fig. 31) qui plus tard peuvent encore s'accroître en nombre par inoculation du pus au tissu voisin. Ces chancres sont arrondis ou ovalaires s'ils sont isolés, à contours polycycliques s'ils sont réunis à d'autres.

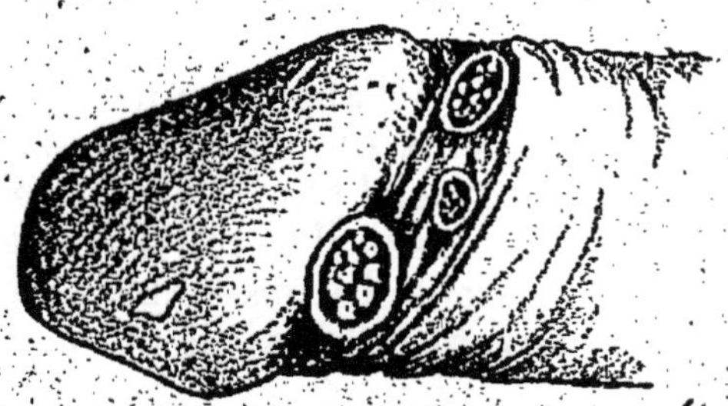

Fig. 31. — Chancre mou.

Leurs bords sont *taillés à pic* et *décollés*; l'ulcération s'étend au-dessous ; le fond est *inégal, irrégulier, grisâtre;* la base est *molle,* à moins que le chancre n'ait été irrité. La suppuration *abondante,* jaunâtre, devient roussâtre, sanieuse lorsque la plaie est enfermée sous le prépuce et peut former une croûte ; elle est contagieuse très longtemps (sept mois et plus). La surface est douloureuse au toucher. De deux choses l'une ; ou il n'existe pas de ganglions à l'aine, ou il en existe *un* seul, qui est très douloureux spontanément ou au toucher; plus tard, souvent la peau qui le recouvre rougit et un abcès se produit.

L'ensemble de ces signes (rapidité d'apparition, forme des bords, nombre d'ulcérations, mollesse de la base, sensibilité de la plaie, ganglion unique enflammé, enfin inoculation possible du chancre au même individu) permet de distinguer cette lésion du chancre syphilitique.

Pour la distinction entre le chancre mou et le chancre syphilitique et l'herpès, voir page 129, où les figures des trois lésions sont réunies.

Les *sièges* les plus habituels, chez l'homme, sont par ordre décroissant : la rainure qui réunit le prépuce au gland, la face interne du prépuce, son bord libre, le frein, le méat, le gland, la face externe du prépuce et la peau de la verge.

Chez la femme, on les observe à la vulve, à la fourchette, aux petites lèvres, sur le clitoris, aux environs de l'anus, plus rarement sur le col de la matrice et les grandes lèvres.

Le chancre simple peut du reste se produire sur un point quelconque du corps.

Évolution.

Le chancre est d'abord petit, mais déjà profond ; en 5 à 6 jours, il atteint un volume notable, puis, si on n'intervient pas, il s'étend et creuse en profondeur pendant environ un mois. Enfin il se couvre de granulations rosées, ses bords s'affaissent et il ressemble alors à une plaie ordinaire, tout en pouvant rester virulent jusqu'à sa terminaison qui s'effectue par une *cicatrice ordinairement indélébile,* déprimée, rougeâtre, puis blanche.

Traitement.

1° Bain de verge prolongé pendant une demi-heure et plus, deux et même trois fois par jour avec de l'eau phéniquée (50 centigr. pour 100 grammes d'eau) chaude (40° à 45°). Un thermomètre de bain devra être placé dans l'eau qui sera réchauffée à mesure que la température s'abaissera. Le résultat de cette médication, comme de la suivante, est de supprimer la virulence et de transformer le chancre en plaie simple.

2° Assécher ensuite avec de l'ouate hydrophile, en enlevant doucement les croûtes s'il en existe.

3° Verser sur chaque chancre quelques gouttes de la solution de cocaïne à 1/100e, puis, après cinq minutes, toucher toute leur surface (y compris la partie décollée au-dessous des bords) avec le chlorure de zinc, enfin laver avec de l'eau phéniquée, à 25 centigr. pour 100 grammes.

4° Panser avec de la poudre d'iodoforme, puis recouvrir d'une mince couche d'ouate.

5° Avoir soin de retirer le prépuce en arrière pour uriner, afin de ne pas salir le pansement.

2° Complications du chancre simple.

Bubon.

Le bubon (du grec *boubon*, aine), ou vulgairement *poulain*, est l'inflammation d'un ganglion de l'aine.

Cette complication existe dans la proportion d'une fois sur deux chez les individus atteints de chancre simple qui ne se soignent pas ou qui se soignent mal (cautérisation au nitrate d'argent) et qui se fatiguent ; chez les personnes prenant les précautions nécessaires, le bubon est beaucoup plus rare.

Le bubon est placé du même côté que la lésion, à la partie interne et supérieure du pli de l'aine. La douleur assez vive s'exaspère par la pression et par la marche. Le ganglion perd rapidement sa mobilité, il est entouré par une masse dure constituée par l'inflammation du tissu cellulaire qui l'entoure. Il prend alors la forme d'un petit œuf, la peau est adhérente et rouge. Après une dizaine de jours, pendant lesquels la douleur est assez vive pour empêcher la marche, l'abcès s'ouvre spontanément et il s'en écoule un pus mal lié, jaune grisâtre ou chocolat. Dans la majorité des cas, cet abcès se guérit rapidement, mais lorsqu'il contient des strepto-bacilles, il se transforme lui-même en un nouveau chancre dont la durée peut être longue.

Traitement préventif. — Repos *absolu* au lit (même pour les besoins naturels) dès qu'il y a la moindre douleur à l'aine. Pansements soigneux spéciaux et non de l'invention du malade.

Traitement curatif. — Au début, on peut quelquefois faire avorter le bubon par une application de teinture d'iode et un pansement ouaté compressif. Plus tard, on peut employer encore dans le même but une injection de benzoate de mercure ou la ponction précoce avec injection de nitrate d'argent. Lorsque le pus est collecté, on fait usage de l'éther iodoformé ou du chlorure de zinc.

Lymphangite chancreuse.

Complication assez rare. Le dos de la verge présente un cordon dur, offrant des renflements en certains points. Ce cordon s'étend jusqu'à la racine de la verge et même jusqu'aux ganglions de l'aine. Tantôt tout disparaît après quelques jours, tantôt chacun des renflements s'abcède et devient un chancre supplémentaire.

Traitement. — Repos au lit. Outre le traitement habituel du chancre primitif, entourer la verge de compresses de tarlatane imbibées de sublimé à 50 centigr. par litre.

Gangrène.

Complication rare liée en général à l'existence d'un phimosis : l'écoulement est abondant, couleur chocolat, d'odeur infecte. Le prépuce peut être détruit en grande partie.

Traitement. — Lavage sous-préputial, deux fois par jour, avec une sonde en caoutchouc rouge coupée à son extrémité, qu'on glisse entre le prépuce et le gland et dans laquelle on fait passer un litre de solution de sublimé (50 centigr. par litre), puis 10 centimètres cubes d'une solution alcoolique à 1/10 d'acide phénique, puis deuxième lavage au sublimé pour supprimer l'acide phénique (du Castel). Avoir soin, pendant les lavages, de pincer plusieurs fois l'orifice du prépuce sur la sonde de façon à distendre l'interstice entre le gland et le prépuce.

Si pas de résultat, incision.

Phagédénisme.

Complication exceptionnelle. Les causes et les signes sont les mêmes que pour le phagédénisme syphilitique (v. p. 104). Le traitement consiste dans la cautérisation au fer rouge, et les remontants à l'intérieur.

VII. — CHANCRE MIXTE

Il peut y avoir inoculation simultanée du chancre simple et du chancre syphilitique ou inoculation successive du chancre syphilitique et du chancre simple; le contraire est rare, la douleur provoquée par le chancre simple empêchant l'individu d'avoir de nouveaux rapports.

Dans ce cas, la plaie présente d'abord les caractères du chancre mou qui évolue plus rapidement que l'induré, puis l'ulcération prend l'aspect du chancre syphilitique et l'adénite devient polyganglionnaire. Dans la première période seulement, le pus est inoculable au porteur du chancre et un ganglion peut suppurer.

TROISIÈME SECTION

MALADIE VÉNÉRIENNE CONTAGIEUSE GÉNÉRALE. — SYPHILIS.

I. — DÉFINITION, MODE DE TRANSMISSION ET IDÉE D'ENSEMBLE DES DIVERSES FORMES

Définition.

La syphilis est une maladie *générale*, c'est-à-dire pouvant atteindre tous les tissus, *transmissible* par contagion directe (forme acquise), par contagion indirecte (forme conceptionnelle), par hérédité (forme héréditaire), *chronique* et procédant par *poussées successives* avec intervalles de repos variables, d'où le classement en accidents *primitifs*, *secondaires* et *tertiaires*.

Cette affection semble d'origine microbienne, mais le bacille n'est pas encore déterminé.

Modes de transmission.

1° Syphilis acquise.

L'élément contagieux existe dans les sécrétions des lésions *primitives* et *secondaires* et dans le sang au moment où ces accidents sont constatables, ainsi que le prouvent des expériences et les cas d'inoculation de la syphilis par la vaccination de bras à bras.

La transmission peut-elle s'opérer en dehors de la période des accidents et par les lésions dites *tertiaires* ? La question n'est pas résolue, il y aurait contagion seulement

4*

lorsque les lésions tertiaires se produiraient très hâtivement dans les formes à marche très rapide.

Il semble que le microbe ne doit exister que pendant les périodes primitive et secondaire où la contagion s'opère et que, pendant l'évolution ordinaire de la période tertiaire, il ne subsiste que sa toxine qui est capable de transmettre l'hérédité de la syphilis, mais non la contagion.

La période secondaire est celle où les dangers de contagion sont au maximum, celle-ci pouvant se faire à la fois par les organes génitaux et la bouche. Elle est aussi celle où l'influence héréditaire atteint à la fois son maximum de nocivité et de perniciosité, étant particulièrement meurtrière à ce moment pour l'enfant.

La transmission s'opère ordinairement par contact *immédiat* : rapport vénérien, baiser, allaitement (le nombre des nourrices contagionnées est énorme), contact d'une peau ou d'une muqueuse érodée avec une lésion syphilitique ; mais quelquefois aussi par contact *médiat*, c'est-à-dire par l'intermédiaire d'un objet imbibé d'un liquide syphilitique, cuillers, fourchettes, tasses, verres, biberons, gobelet des fontaines Wallace, objets de fumeur (porte-cigare, porte-cigarette, pipe), objets dont on suce distraitement l'extrémité (crayon, porte-crayon, porte-plume, coupe-papier), objets qu'on porte nécessairement à la bouche (bout de tube acoustique, brosse à dents), soufflage du verre, draps ou autres linges, instruments médicaux ou de dentiste (abaisse-langue, miroir buccal), acare de la gale, puce, mamelon ou organes génitaux recouverts de virus, sans qu'il y ait eu infection.

La transmission médiate peut encore se faire par l'intermédiaire de la salive, du lait, des urines, du sperme, tous liquides qui ne contiennent l'élément nocif que si celui, provenant d'une lésion syphilitique, s'est mélangé à eux.

La contagion par rapport vénérien a lieu dans 90 à 93 % des cas, dans 7 à 10 % par des causes étrangères au commerce sexuel.

La contagion par la salive est assez fréquente, surtout par le *baiser*, quelquefois aussi par le tatouage.

2° Syphilis conceptionnelle.

Le sperme n'est pas inoculable, mais il peut infecter l'ovule féminin, même si cet ovule ainsi fécondé ne se transforme pas en fœtus (Diday). C'est la *syphilis conceptionnelle*. Fournier a établi qu'un mari syphilitique peut donner la maladie à sa femme non seulement directement, mais par l'intermédiaire de l'enfant.

L'imprégnation s'opère ordinairement avec symptômes apparents apparaissant rapidement (*syphilis conceptionnelle précoce*), ou tardivement (*syphilis conceptionnelle tardive*). Dans certains cas, exceptionnels il est vrai, l'imprégnation s'établit sans *aucune manifestation* de la maladie chez la femme et cette imprégnation est alors attestée seulement par l'inaptitude de la personne ainsi syphilisée à contracter la syphilis, notamment de son enfant atteint cependant de lésions qui contagionneraient toute autre personne (loi de Colles et Baumès).

L'explication de la syphilis latente est peut-être dans la faible quantité de virus qui traverse le placenta (tissu qui relie le fœtus à la mère). D'après Chauveau, de faibles quantités de principe infectieux peuvent produire une maladie atténuée conférant cependant l'immunité contre des inoculations ultérieures.

Une femme, en apparence saine, allaitant son enfant syphilitique, a été inoculée 16 fois sans résultat.

3° Syphilis héréditaire.

L'enfant qui naît d'un père ou d'une mère en possession d'accidents syphilitiques au moment de la conception (surtout si les deux sont atteints) a les plus grandes chances d'avoir des lésions syphilitiques. Ces lésions peuvent se produire soit dès la naissance (*syphilis héréditaire précoce*), c'est de beaucoup le cas le plus fréquent, soit tardivement, vers dix-huit à vingt ans et même plus tard (*syphilis héréditaire tardive*).

Immunité.

Une première atteinte de syphilis acquise ou héréditaire donne l'immunité définitive. Les cas qu'on a cités de réinfection sont extrêmement rares, ils prouvent simplement la possibilité de la guérison complète de la syphilis.

Idée d'ensemble sur l'évolution des diverses formes de syphilis.

1° Syphilis acquise.

1° Le début est toujours marqué par une première lésion (accident primitif), le CHANCRE, qui apparaît 12 à 30 jours après l'inoculation, s'accompagne de la formation de ganglions durs et a une durée variant entre 15 et 60 jours.

2° Puis, après un intervalle de 40 à 45 jours depuis l'apparition du chancre, on voit se produire les ACCIDENTS SECONDAIRES (roséole, mal de tête etc.), qui se produisent fatalement et peuvent se répéter à des intervalles variables pendant plusieurs années (en moyenne trois ans, quelquefois dix et douze ans). Ces accidents sont de simples troubles fonctionnels ou n'intéressant les tissus que d'une façon superficielle et bénigne. Ils sont multiples, généralisés, dispersés et disparaissent après un temps variable, sans *destruction de tissus*. Ils ont une durée limitée après laquelle ils ne reparaissent pas.

Il y a lieu de remarquer que les différentes manifestations de la syphilis secondaire (comme du reste de la syphilis tertiaire) ne frappent pas *tous* les malades.

Le malade le plus malmené par elle en est toujours quitte pour une fraction minime des accidents qui en composent le bilan total. Et le cas habituel, courant, est que, sur un sujet donné, ils se réduisent à un très petit nombre, eu égard au nombre total de ceux qui pourraient exister, ce qui parfois, du reste, n'en atténue que très incomplètement la gravité (Fournier).

3° Une troisième étape est constituée par les ACCIDENTS TERTIAIRES caractérisés par la production d'un tissu spécial, la *gomme*, à tendance *destructive* et qui envahit un organe quelconque. Cette étape n'est pas fatale, elle peut ne pas se produire chez certains syphilitiques. Elle évolue en général à partir de la 4e année, mais dans des cas exceptionnels (*syphilis aiguë ou galopante*) peut apparaître dès la première année ou au contraire très tardivement (30 et 33 ans après le chancre).

Les accidents tertiaires se produisent d'autant plus rarement que l'individu a suivi une hygiène rationnelle avant et depuis qu'il a contracté la syphilis, qu'il s'est astreint plus soigneusement à une médication sérieuse et qu'il n'existe pas de prédisposition personnelle ou héréditaire affaiblissante (nervosisme, paludisme, alcoolisme, excès de travail ou de plaisir).

4° Enfin, une quatrième conséquence de la syphilis est constituée par les affections *parasyphilitiques* (tabès et paralysie générale) qui se différencient des manifestations précédentes par ce fait que la syphilis n'en est pas la cause unique, exclusive, nécessaire et que le traitement spécifique n'a pas contre elles la même action que contre les autres accidents. Le tabès, d'après une statistique de Fournier, entre pour 17 % dans les cas de syphilis tertiaire, et la paralysie générale pour 4 %.

2° Syphilis d'emblée.

Dans certains cas exceptionnels, les accidents secondaires se produisent d'emblée, bien que la syphilis soit acquise. On ignore encore les causes de cette forme d'évolution.

3° Syphilis conceptionnelle.

La maladie débute par les accidents secondaires dès le 3e mois de la grossesse.

4° Syphilis héréditaire.

L'accident primitif, le chancre, n'existe pas et les accidents secondaires et tertiaires s'entremêlent sans ordre ; la gomme peut être la première manifestation.

II. — ACCIDENTS PRIMITIFS : CHANCRE ET GANGLIONS

1° Chancre génital.

Siège.

L'accident primitif, le chancre *induré* ou *infectant*, ou *syphilome initial*, a pour siège par ordre de fréquence :

les organes génitaux (gland et rainure du gland, prépuce, grandes et petites lèvres), la bouche, l'anus, le sein, mais il peut s'implanter sur un point quelconque des muqueuses ou de la peau présentant une *solution de continuité* si minime soit-elle, de façon à permettre l'inoculation. Celle-ci s'opère comme il a été dit précédemment, par la pénétration de la sécrétion soit d'un chancre, soit d'une plaque muqueuse ou d'une papule humide, ou encore du sang d'un syphilitique.

Incubation.

Le chancre n'apparaît qu'après une période d'incubation dont la moyenne est de 18 à 25 jours, mais qui, dans des cas exceptionnels, peut se réduire à 18 jours ou s'étendre à trois mois. Pendant cette période, il semble que l'élément nocif doit proliférer avant de se manifester par une lésion, d'où la conclusion que le retard dans l'apparition du chancre est d'autant plus long que le virus avait une plus faible intensité et que la résistance de l'organisme a été plus grande. Les partisans de cette théorie estiment donc possible le traitement abortif de la syphilis par la destruction du tissu infecté.

Lésion.

Le chancre (fig. 32) se présente d'abord sous forme d'un bouton rouge (en général unique) ou plus ou moins saillant, restant sec pendant quelques jours, puis s'ulcérant. C'est en général au moment seulement de l'ulcération que le chancre est constaté. Cette ulcération qui peut n'être qu'une simple érosion, est arrondie, ou ovalaire, déprimée ou non en cupule, le fond est lisse, les bords ne sont pas décollés ; la coloration est rouge foncé (chair de

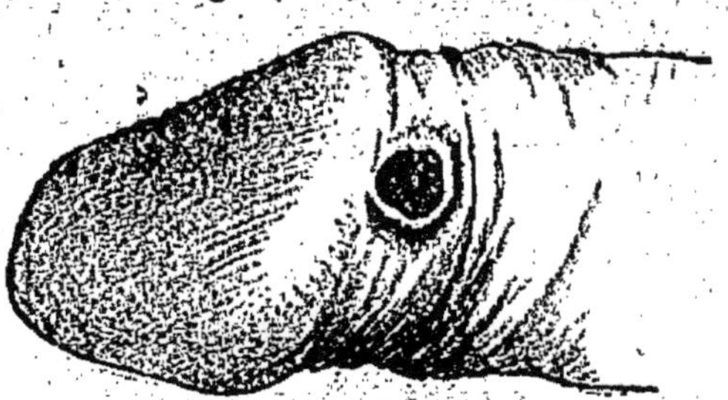

Fig. 32. — Chancre induré.

jambon), la sécrétion est peu abondante et la douleur presque nulle. Elle repose après quelques jours, pendant lesquels elle semble une érosion *insignifiante*, sur une base très dure (chancre induré), élastique, assez étendue, surtout lorsque la lésion siége au prépuce, aux lèvres. Sa marche est lentement progressive jusqu'à ce qu'elle ait atteint sa grandeur maxima, qui est toujours très petite (pièce de 0 fr. 20 à 1 fr.) et dès lors elle tend à la réparation, prend la teinte rouge d'une plaie simple et, en général, se cicatrise rapidement, surtout si on emploie un pansement approprié.

L'induration du tissu placé au-dessous tend peu à peu alors à s'effacer, mais persiste cependant souvent trois mois.

La cicatrice peut persister assez longtemps plus colorée ou au contraire plus blanche que la peau environnante. Dans des cas assez rares, le chancre se transforme en plaque muqueuse. La durée totale du chancre est en moyenne d'un mois.

Pour la distinction avec le chancre mou et l'herpès, voir à *Herpès*, page 130, où les figures des trois lésions sont réunies.

Inflammation du chancre.

Toutes les irritations extérieures (frottements, saleté, mauvais pansements) et l'état général du sujet (alcoolisme) peuvent provoquer l'inflammation du chancre, qui se tuméfie, sécrète abondamment et s'entoure d'une région rouge et douloureuse. Un pansement rationnel et le repos suffisent à supprimer cet état.

2° Ganglions.

Du chancre, ou plutôt de sa base, partent de petits cordons durs souvent facilement appréciables, qui vont aboutir aux ganglions les plus voisins (*adénites ou bubons syphilitiques*), lesquels sont durs, tuméfiés, mais la peau reste mobile sur eux et ils ne sont pas douloureux. Leur nombre est variable (*pléiade ganglionnaire*) mais l'un d'eux est plus volumineux.

La durée de l'induration des ganglions est beaucoup plus longue que celle du chancre (3 à 4 mois).

Leur *siège* est variable suivant la localisation du chancre : organes génitaux ou anus, ganglions à l'aine ; lèvres, ganglions sous le menton ; sein, ganglions à l'aisselle.

Les bubons syphilitiques ne *suppurent* pas.

3° Chancres extragénitaux.

Ils sont beaucoup plus fréquents qu'on ne le croit généralement.

Chancre de la peau.

Son caractère spécial est de se couvrir d'une croûte brunâtre ou brun-verdâtre peu adhérente, laissant à nu, lorsqu'elle est enlevée, un chancre présentant l'aspect ordinaire.

Chancre de la tête, des seins et des doigts.

Les plus fréquents sont ceux de la bouche (4 à 10 % du total des syphilitiques). La partie atteinte est en général la lèvre, puis la langue, l'amygdale, la gencive. Cette variété de syphilis atteint surtout les verriers (souffleurs du verre) et les nourrices ou les gardeuses d'enfants contagionnées par la syphilis héréditaire de leur bébé. Le chancre des paupières n'est pas non plus très rare, mais il est beaucoup moins répandu que celui des seins, qu'on observe naturellement de préférence chez les nourrices.

Enfin le chancre des doigts se produit particulièrement chez les médecins et les sages-femmes et les personnes qui soignent un syphilitique sans prendre les précautions nécessaires pour éviter une contagion.

4° Influence de l'évolution du chancre sur l'évolution de la syphilis.

Il n'y a ici rien d'absolu ; cependant, d'après la moyenne des cas, on peut dire qu'il y a chance :

1° Que la syphilis soit *moins grave* si l'incubation est longue, si le chancre est cutané, s'il est petit, s'il se cicatrise rapidement.

2° Que la syphilis soit grave si l'incubation a été courte (moins de 20 jours), si le chancre est extra-génital (surtout s'il siège à la tête ou aux seins), s'il est très large et dure longtemps, s'il s'étend beaucoup (phagédénisme des alcooliques et des diabétiques), s'il en existe plusieurs, si le système lymphatique est très engorgé (cordons volumineux partant du chancre, ganglions très gros, très nombreux), enfin si le sujet qui l'a donné est un hérédo-syphilitique ou n'a subi aucun traitement antisyphilitique et a contracté lui-même récemment sa maladie.

III. — ACCIDENTS SECONDAIRES

1° Incubation des manifestations secondaires.

Entre l'apparition du chancre et celle des accidents secondaires, il s'écoule un espace de six semaines à deux mois, pendant lequel tantôt aucun trouble ne se produit, tantôt au contraire le malade souffre de *maux de tête* légers mais tenaces, d'une *lassitude* et d'une dépression variable, en rapport avec une anémie spéciale, quelquefois aussi d'une *fièvre*, du reste assez faible, et qu'on observe particulièrement chez les femmes qui sont sujettes aussi à l'*insomnie*, à des *crampes* et à des *névralgies* intercostales ou dans les membres.

L'emploi du traitement spécifique dès le début du chancre retarde habituellement les accidents secondaires et peut même, dans des cas exceptionnels, les supprimer. L'état général à cette période et, du reste, pendant les accidents secondaires, peut, dans la moitié des cas chez les femmes, dans les trois quarts des cas chez les hommes, être très satisfaisant : l'appétit est bon, l'entrain au travail reste le même. Quelquefois aussi cette bonne santé générale peut coexister avec des manifestations importantes sur la peau. La fatigue, la lassitude générale, la perte d'appétit, l'affaissement de toutes les fonctions, une altération du caractère et du goût au travail accompagnent dans les autres cas, pendant une durée de plusieurs mois (trois le plus ordinairement), les accidents de cette période.

La débilitation syphilitique peut être grave par la prédisposition qu'elle donne aux autres affections, notamment à la phtisie, aux névroses, à la pelade.

2° Principaux caractères des éruptions secondaires.

Les manifestations de la syphilis sur la peau portent le nom de *syphilides* (1). Leurs principaux caractères sont de se produire *sans fièvre*, d'*évoluer lentement* pendant plusieurs mois, de ne provoquer *ni inflammation locale ni douleur* (aussi restent-elles fréquemment inaperçues et ne sont-elles découvertes que par le médecin); elles ne provoquent même généralement *pas de démangeaison* (sauf chez les nerveux, les alcooliques ou lorsqu'elles ont leur siège dans des points où la peau est adossée à elle-même comme aux aisselles, au scrotum, etc.), enfin elles *disparaissent sous l'action du mercure*. En général, leur *couleur* est *rouge foncé* (celle du maigre de jambon) ou plus rarement du cuivre rouge (surtout lorsqu'on les comprime légèrement) et leur *forme* est en *cercle* ou *demi-cercle*.

Ces éruptions offrent les particularités d'être *superficielles*, de ne présenter *aucune gravité* et de tendre spontanément à *disparaître*. Elles sont *multiples*, présentent des formes diverses et sont *dispersées* au hasard un peu partout sur le corps, tout en ayant cependant quelques sièges de prédilection : paume de la main, plante des pieds, front, nuque, tord du cuir chevelu, points où la peau est adossée à elle-même. Il est très rare, par contre, qu'on les rencontre au dos du pied ou de la main.

Les manifestations sont très différentes d'un individu à un autre, par suite de l'intensité de l'infection, de la constitution du sujet et de son état au moment de l'infection (alcoolisme, paludisme, tuberculose), enfin de causes locales (malpropreté, éruptions antérieures par des maladies quelconques de la peau).

(1) Nous adoptons ici la classification si rationnelle de notre éminent maître, le professeur Fournier, dont les ouvrages ont été notre guide pour ce travail.

3° Roséoles.

Roséole simple.

La ROSÉOLE simple (fig. 33) est l'éruption la plus *com-*

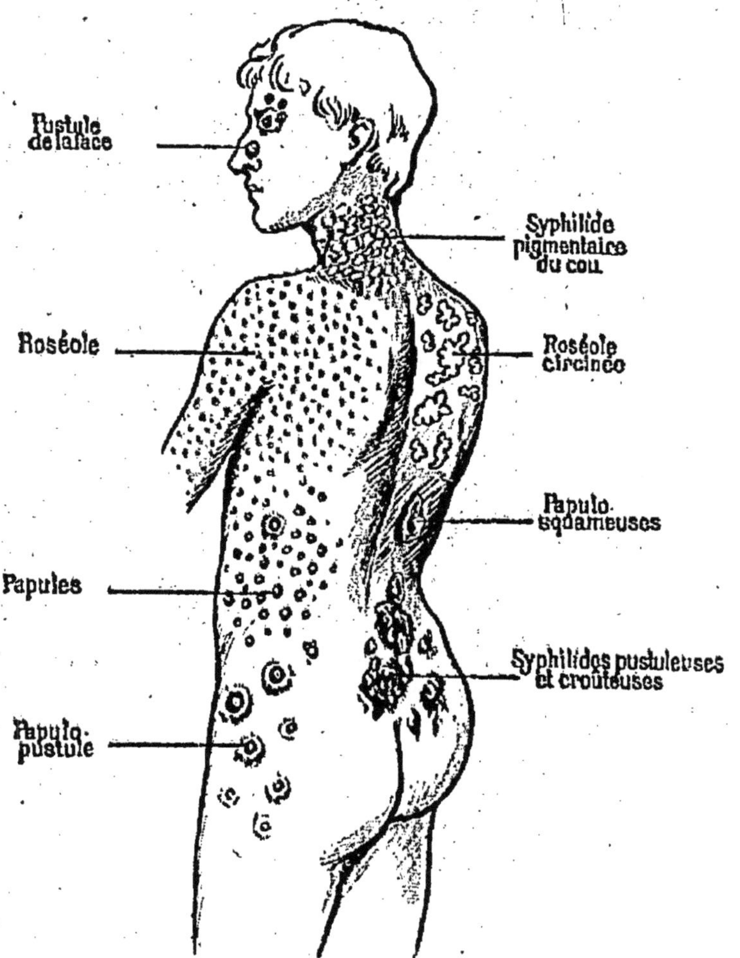

Fig. 33. — Éruptions syphilitiques. (figure conventionnelle).

mune. Quelques personnes ayant employé le traitement spécifique dès le début du chancre, seules, y échappent.

Son apparition est précoce (ordinairement vers le 45e jour de la maladie), mais peut être quelquefois tardive (2e année et même plus tard).

La roséole est formée par des *taches* sans saillie, de la grandeur d'une lentille à celle d'une pièce de vingt centimes, à moins qu'elles ne se réunissent aux voisines, ce qui se produit dans certains cas ; leur forme est irrégulièrement arrondie ; leur couleur, d'abord d'un *rose tendre*, devient plus tard *rougeâtre*, puis, vers le moment de leur disparition, *rose jaune fauve*. Au début elles ne sont bien apparentes qu'après quelques instants d'exposition à l'air et disparaissent sous la pression du doigt, mais, plus anciennes, elles ne s'effacent plus sous cette action. Elles sont complètement *indolentes*, et sont semées au hasard en nombre variable, d'autant plus grand que le malade n'a pas subi de traitement.

Les *sièges préférés* sont les flancs, les parties latérales de la poitrine, le ventre, le dos, la face interne des membres. Leur apparition se produit progressivement en une huitaine de jours, elles persistent un ou deux mois, puis disparaissent sans laisser de traces.

Les récidives sont possibles pendant les trois premières années, mais la roséole est alors plus discrète comme nombre de taches, sa couleur est affaiblie, les taches sont cependant plus larges.

Roséole circinée.

La roséole circinée (fig. 33) est tardive relativement à la précédente : elle apparaît vers la fin de la 1re, ou au cours de la 2e ou 3e année. Les taches sont rosées et forment des anneaux, demi-anneaux, ou sont ovalaires ; leurs dimensions sont celles d'une pièce d'un à cinq francs. Elles persistent plusieurs mois et récidivent assez fréquemment.

Moyens de distinguer la roséole syphilitique des éruptions analogues.

On distingue la roséole de la rougeole par l'existence dans cette dernière d'un catarrhe des yeux et des bronches, l'apparition de l'éruption sur le visage et l'intensité de la fièvre ; celle qui accompagne quelquefois la roséole est insignifiante.

Quant à la roséole simple, son caractère éphémère, l'envahissement du visage, la démangeaison qu'elle provoque et dans la forme médicamenteuse, l'absorption récente de copahu, de cubèbe, de santal ou d'antipyrine, suffit à la déterminer.

4° Papules.

Caractères généraux.

Les syphilides papuleuses peuvent apparaître pendant toute la durée de la phase secondaire et même plus tardivement.

Elles sont constituées par une petite élevure de la peau, solide et résistante, ne renfermant pas de liquide, pouvant s'éroder à son sommet mais finissant par s'effacer complètement. Il existe plusieurs variétés.

Variétés.

1. Papules lenticulaires squameuses (fig. 33). — Ce sont des élevures régulièrement arrondies de la largeur d'une grosse lentille, rouges foncé, lisses. Elles siègent de préférence sur le tronc, le front (couronne de Vénus), la nuque, les épaules, les plis de flexion, mais peuvent être rencontrées partout. Elles apparaissent vers le début de la période secondaire en poussées successives pendant quinze jours et leur évolution dure un ou deux mois. Après un certain temps l'épiderme se fendille sur toute la surface ou en forme de collerette à la circonférence de la papule.

Puis la papule est remplacée par une tache brunâtre qui disparaît à son tour sans laisser de traces. Les récidives sont fréquentes.

2. Papules granuleuses ou lichenoïdes. — Les papules sont très petites (tête d'épingle), convexes, très nombreuses et tenaces (plusieurs mois).

3. Papules a rhagades. — Les papules qui sont placées sur un pli de la peau se fendent souvent à son niveau et se trouvent divisées en deux parties séparées par une excoriation, une *rhagade*, qui peut se creuser et provoquer des douleurs.

4. Papules crouteuses. — Papules très petites, surmontées d'une croûte très mince, ne la pénétrant pas et qui, détachée, ne laisse pas une plaie (il y a érosion et non ulcération). L'éruption peut ressembler: 1° à l'*acné*, et siège alors sur la face, le cuir chevelu, la poitrine, le dos et le cou : 2° à l'*impétigo*, et occupe le cuir chevelu (surtout à la nuque), la barbe ou la face tout entière.

Localisations spéciales.

Papules végétantes des sillons de la face. — Au niveau du sillon de l'aile du nez, quelquefois du sillon du menton ou de la commissure des lèvres, apparaît une papule très pâle, rose grisâtre, d'où partent, dans le sillon, des petites élevures grises verruqueuses (grain de tapioca) considérées par Ricord comme un certificat de vérole.

Papules palmaires et plantaires. — La main ou le pied peuvent être *l'unique* localisation des éruptions secondaires chez les personnes ayant subi le traitement.

D'abord se produisent de petites taches de roséole auxquelles succèdent des papules qui plus tard desquament. Leur siège est la paume de la main, quelquefois la face antérieure des doigts, notamment au niveau des plis articulaires, et la pulpe de la troisième phalange (cor des doigts) : la partie moyenne de la plante des pieds, quelquefois les orteils ou le talon. Les lésions sont souvent symétriques et se produisent en même temps aux mains et aux pieds. Les papules peuvent être isolées ou se réunir en nappe, affecter la forme de cercles ou de croissants et offrir une dureté spéciale (*syphilides cornées*). Chez les individus que leur métier oblige à des pressions sur un instrument, les papules peuvent se crevasser, devenir douloureuses et même provoquer une inflammation du tissu voisin (gonflement, lymphangite).

Au pied, les éruptions sont plus pâles et la desquamation s'opère par lambeaux épais. Sur les orteils, les papules, sous l'action de la moiteur de la région et des frottements, se transforment souvent en une lésion érosive, humide, sécrétant un liquide peu abondant. Les crevasses sont rares, mais assez profondes au talon.

Les lésions de la main et du pied se prolongent longtemps si elles ne sont pas traitées. Elles sont souvent tardives.

5° Syphilides ulcéreuses superficielles.

Ce sont des manifestations secondaires tardives, qui n'apparaissent que huit à dix mois après le chancre et coexistent souvent avec d'autres éruptions.

Elles sont constituées par des ulcérations *superficielles* de la peau (ce qui les distingue des ulcérations de la période tertiaire). Elles ont pour caractères d'être surmontées d'une *croûte* brunâtre, d'être *arrondies*, à *bords nettement entaillés*, à *fond jaunâtre* ou *rouge* et de sécréter un *pus épais* qui reforme une croûte si la première est enlevée. Quelquefois la croûte est précédée par une pustule (ectyma syphilitique).

Ces syphilides sont moins nombreuses que les précédentes et ont une tendance à se localiser en groupes sur la face antérieure des membres inférieurs, le front (couronne de Vénus croûteuse), la nuque, le cuir chevelu, la barbe. Leur diamètre varie entre une pièce de 20 à 50 centimes.

L'éruption disparait après quelques mois, en laissant d'abord une tache brunâtre qui, après avoir persisté plusieurs mois, finit par disparaître elle-même en laissant une cicatrice insignifiante.

6° Syphilides secondaires malignes.

Ces syphilides se rapprochent des formes déjà décrites par la dissémination de l'éruption et par l'absence de désorganisation du tissu. Elles s'en différencient par l'intensité de l'éruption, qui crible une région de boutons, par la lenteur de l'évolution, par l'inefficacité du traitement ordinaire, par la coexistence de phénomènes généraux graves (iritis, maux de tête, periostites et douleurs ostéocopes, fièvre, insomnies, troubles digestifs, affaissement général).

Il existe trois variétés :

Syphilides papulo-tuberculeuses, très larges (8 à 12 m/m), très saillantes (2 à 4 m/m), arrondies, rouge coquelicot.

Syphilides papuleuses exfoliatrices, constituées par des placards rouges desquels se détachent des lamelles superposées d'épidermes.

Syphilides papuleuses nigricantes de Fournier, qui laissent pendant de longs mois des taches noirâtres.

7° Taches pigmentaires.

Le professeur Fournier considère les taches pigmentaires (fig. 33, p. 75) comme *parasyphilitiques*, car elles peuvent se produire chez des individus n'ayant pas la syphilis et ne sont pas modifiées par le traitement spécifique. Elles apparaissent vers le 6e mois et peuvent être observées jusqu'à la fin de la 2e année.

Beaucoup plus fréquentes chez la femme et chez les blonds, elles siègent presque exclusivement au cou (collier de Vénus). Leur évolution très silencieuse s'opère en quelques semaines, pendant lesquelles elles s'étendent sous forme d'un réseau à larges mailles, laissant des îlots de peau indemnes et accentuant leur teinte qui est d'un gris plus ou moins foncé et ressemble à de la *crasse*. Leur durée est longue (deux ou trois ans).

8° Onyxis

Les lésions qui atteignent les ongles frappent de préférence ceux des mains et sont limitées, en général, à quelques-uns d'entre eux, mais peuvent, dans certains cas, être généralisées.

Tantôt le bord libre de l'ongle devient simplement friable, se fendille et se casse (c'est un cas assez fréquent chez la femme), tantôt l'ongle se décolle partiellement ou complètement. Il est alors remplacé plus tard par un ongle identique ou au contraire incurvé et rabougri. Quelquefois enfin l'ongle est épaissi ou au contraire creusé par une ulcération lenticulaire à fond grisâtre.

Le pourtour de l'ongle peut aussi être lésé soit par un épaississement corné (durillon syphilitique), soit par une inflammation qui n'aboutit cependant pas à l'abcès (tourniole syphilitique), soit par une ulcération à fond grisâtre qui persiste assez longtemps et peut amener une déformation, notamment au gros orteil, à la suite de l'irritation produite par les frottements.

9° Chute des cheveux et des poils.

La chute des cheveux est, contrairement aux idées populaires, absolument *indépendante du traitement mercuriel* (on l'observe très fréquemment chez des individus n'en ayant pas fait usage) ; c'est une manifestation *habituelle* mais *non fatale du début de la période secondaire* (ordinairement 3e au 6e mois), particulièrement chez les femmes et les personnes déprimées. Elle est transitoire, réparable après un temps assez court, et n'entraîne pas la calvitie.

Les syphilides du cuir chevelu ne contribuent que pour une part minime à cette chute, qui, pour 85 cheveux sur 100, s'opère par une sorte de mue sans cause bien connue.

Les cheveux tombent indifféremment sur toutes les parties du crâne, soit à l'état isolé, soit en laissant des îlots vides, des *clairières*. Quelquefois les cheveux qui survivent (notamment chez les femmes) deviennent ternes, secs, ressemblent à des *cheveux morts*, à des faux cheveux.

La chute des poils de la barbe, des sourcils, et surtout des cils et des parties génitales est beaucoup plus rare que celle des cheveux.

Dans les sourcils, elle rompt la continuité de l'arcade sourcilière et est un signe assez caractéristique de la maladie.

L'alopécie s'opère de la même façon.

Les caractères suivants permettent de distinguer la chute des cheveux due à la syphilis de celle produite par la pelade.

Dans la syphilis, les clairières sont multiples, petites, irrégulières, et contiennent toujours quelques cheveux, tandis que dans la pelade les plaques sont peu nombreuses (1 à 4), très larges, arrondies, absolument lisses.

10° Syphilides muqueuses (plaques muqueuses).

Le professeur Fournier critique vivement la dénomination générale de « plaques muqueuses » donnée à des lésions aussi variées que celles de la peau et qui vont être décrites ici d'après sa classification.

Caractères généraux.

Les syphilides muqueuses sont les manifestations les plus fréquentes de la maladie, les plus récidivantes, les plus multiples comme siège ; elles sont, en outre, les lésions les plus dangereuses à cause de leur contagiosité.

Elles se produisent dès le début de la phase secondaire et en général pendant les trois premières années, mais peuvent apparaître dans des cas beaucoup plus rares, il est vrai, à une époque tardive, et jusqu'à huit ans après le chancre.

Leurs sièges habituels sont les muqueuses des parties génitales et de la bouche, puis moins communément les muqueuses de l'anus, de l'arrière-gorge, du larynx, du nez, des paupières. Enfin on peut les observer (particulièrement chez les femmes) sur la peau soit au pourtour des muqueuses, soit dans les régions où existent des plis de la peau.

Elles se développent spontanément, tout en pouvant se prolonger ou récidiver sous l'action d'un excitant comme la fumée de tabac à la bouche ; ce sont des lésions humides, sécrétant un liquide non inoculable à l'individu qui les a, mais très inoculable aux autres ; le traitement exerce sur elles une action très rapide.

Il existe quatre formes.

Variétés.

1. FORME ÉROSIVE. — Les syphilides érosives sont constituées par des érosions superficielles, d'un diamètre ne dépassant pas celui d'une pièce de cinquante centimes, sans relief, sans forme spéciale, à sérosité jaunâtre et à fond rougeâtre, ne provoquant aucune inflammation du tissu voisin ni aucune douleur, ce qui les fait souvent passer inaperçues de la malade. Leur nombre varie en moyenne de 3 à 12.

3. FORME PAPULO-ÉROSIVE. — Cette syphilide est arrondie, exhaussée en pastille, elle dépasse rarement le diamètre d'une pièce de cinquante centimes, sa surface est humide

et sécrète un liquide à odeur fade, sa couleur est rosée. Comme la précédente, elle est indolente, mais les papules sont en général plus nombreuses (6 à 30) et souvent elles sont symétriquement placées. Lorsqu'elles sont très nombreuses, elles peuvent former une *nappe* continue.

La syphilide papulo-érosive (comme du reste l'érosive) se guérit très rapidement, à condition de prendre des soins très simples. Dans le cas contraire, elles peuvent donner lieu à la forme suivante :

3. Forme papulo-hypertrophique. — Les syphilides papulo-hypertrophiques ne se produisent que chez les personnes qui ne se soignent pas. La papule peut, chez elles, prendre le volume d'un haricot ou d'un gros noyau et affecter l'apparence d'un chou-fleur ou d'une framboise : leur taille provoque de l'inflammation et une sécrétion abondante qui s'arrête, du reste, facilement sous l'effet du traitement.

4. Forme ulcéreuse. — Les syphilides ulcéreuses sont beaucoup plus rares et plus tardives. Leur siège habituel est la face interne des grandes et des petites lèvres. Plus ou moins creuses, rouges foncé, elles ressemblent beaucoup au chancre simple, dont elles se distinguent par l'absence de bubon, le fond lisse et l'impossibilité d'auto-inoculation.

Localisations spéciales.

Syphilides muqueuses de la bouche et de la gorge. — Cette syphilide est extrêmement fréquente, notamment chez l'homme, surtout s'il est fumeur : elle peut récidiver pendant des années sous cette action irritante ou sous celle de l'usage de l'alcool, d'une dentition défectueuse ou de la malpropreté de la bouche.

Elle peut se produire dans une partie quelconque de la cavité buccale, mais les sièges habituels sont les amygdales et la partie voisine des pilliers du voile du palais, la langue et la région muqueuse des lèvres.

La forme *érosive* est celle qu'on observe d'ordinaire ; la coloration est rouge foncé, souvent elle prend l'aspect de fissure ou de plaque lisse et sèche à la langue, quelquefois grisâtre ou laiteuse, pouvant simuler la diphtérie.

La forme *ulcéreuse* est plus commune que la *papuleuse*.

La syphilide papulo-hypertrophique est exceptionnelle et ne se produit guère que sur le dos de la langue, qu'elle bossèle « en dos de crapaud » chez des fumeurs incorrigibles.

Le nombre et la largeur de ces diverses lésions sont en rapport avec les soins de la bouche. La *douleur* est également variable : les érosions de la langue, les fissures, sont particulièrement pénibles. La salivation est plus ou moins augmentée et il peut se produire une gêne de la mastification, de la déglutition et de la parole, très variable comme intensité d'un individu à un autre, et suivant le siège et l'abondance des lésions.

Placées au gosier, elles peuvent provoquer les troubles d'une angine. Mais d'autre part la *douleur peut être nulle* et par suite la lésion *ignorée*, d'où la fréquence de la contagion par le baiser.

La distinction des plaques muqueuses de la bouche avec l'*herpès* de cette cavité est difficile. Elle se fera par la coexistence d'érosions minuscules de la grandeur d'une tête d'épingle, de vestiges d'une frange blanchâtre au pourtour de l'érosion, collerette attestant l'existence antérieure d'une vésicule, enfin par le contour sinueux, tourmenté, de l'ulcération herpétique.

L'*aphte*, lui, est arrondi, taillé en cupule à fond jaune et à bord rouge, il est beaucoup plus douloureux que la plaque muqueuse.

Syphilides muqueuses génitales et anales chez la femme et chez l'homme. — Chez la femme, le siège de ces syphilides est par ordre de fréquence : les grandes et les petites lèvres et le sillon intercalaire, le clitoris, la fourchette, la peau des grandes lèvres, le périnée.

Chez l'homme, la *syphilide érosive* est de beaucoup la plus fréquente ; elle siège de préférence sur la rainure et la surface du gland et peut affecter la forme d'une fissure assez longue. Une complication assez fréquente est une *balano-posthite*, du reste en général assez bénigne. On observe aussi fréquemment ces syphilides sur le scrotum.

La syphilide érosive n'est pas rare sur l'anus et à son pourtour.

11° Leucoplasie buccale.

On donne le nom de leucoplasie à une lésion non spécialement syphilitique, puisque le simple abus du tabac peut la produire, et qui, à ce titre, est classée par le professeur Fournier dans les affections parasyphilitiques.

Elle consiste dans des taches *blanches*, laiteuses, nacrées, durables, non enlevables par le grattage, à contours irréguliers, ayant leur siège sur les deux tiers antérieurs des bords latéraux et la partie antérieure du dos de la langue et la face interne des joues près de la commissure des lèvres. Leur configuration est variable (ronde, allongée, étoilée, en stries simples ou entrecroisées). La dimension varie d'un pépin à un haricot, à moins de réunion de plusieurs placards. La muqueuse peut être saine au voisinage de ces légions ou présenter des plaques desquamatives.

Il n'existe pas de douleur, mais simplement, et encore dans certains cas seulement, une sensation de corps étranger à laquelle s'ajoute un léger picotement lorsque l'individu fume ou boit de l'alcool. Si une irritation de ce genre se produit fréquemment, des douleurs, de la salivation, de la gêne de la mastication et de la parole, peuvent apparaître. Cette lésion s'éternise pendant de nombreuses années et semble même devenir permanente chez les fumeurs.

12° Laryngite secondaire.

Les causes provocatrices des laryngites sont le tabac, l'alcool, la fatigue de l'organe par la parole ou le chant.

Le plus souvent tous les troubles se limitent à une certaine raucité de la voix et une toux légère non douloureuse et peu durable. Dans des cas exceptionnels et à la suite d'ulcérations, il peut se produire un enrouement intense, allant jusqu'à la perte complète de la voix, ou même des accès terribles de suffocation.

L'évolution habituelle est d'un mois.

13° Syphilides des narines, des yeux, des oreilles, du sein, de l'ombilic, des orteils.

Ces syphilides sont assez rares, elles siègent habituellement au pourtour des narines, aux paupières, dans le conduit auditif externe, à la face inférieure du sein et sur le mamelon, où elles se présentent sous forme de fissures. Des syphilides ont été observées à l'ombilic et aussi, chez les individu négligents, sur les orteils (faces latérales ou inférieures et à l'extrémité de la dernière phalange).

14° Syphilis secondaire des ganglions et des vaisseaux lymphatiques.

Les ganglions de certaines régions sont atteints d'une façon presque constante et dès le début de la période secondaire, sans qu'une raison spéciale semble déterminer cette localisation.

Les ganglions le plus souvent frappés sont :

1° Les *ganglions cervicaux postérieurs*, placés en arrière du cou, à la nuque et derrière l'oreille (mastoïdiens).

2° Les *ganglions cervicaux antérieurs*, placés à la partie supérieure, moyenne et inférieure du cou, à sa partie antérieure.

3° Le ou les *ganglions de l'épitrochlée*, c'est-à-dire la saillie placée à la partie inférieure et interne du bras.

Le volume des ganglions varie du volume d'un noyau de cerise à celui d'une olive ; ils sont durs, mobiles sous la peau, ne provoquent aucune douleur et ne disparaissent progressivement qu'après plusieurs mois.

D'ordinaire, quelques ganglions seulement sont ainsi indurés, mais dans certains cas, notamment chez les femmes, l'adénopathie est multiple et leur agglomération forme des chapelets, notamment au cou.

Quelquefois il y a propagation aux ganglions de l'aisselle et de l'aine.

L'abondance des ganglions se produit de préférence chez les scrofuleux, où ils peuvent soit s'éterniser, soit même s'enflammer lentement et suppurer en constituant des écrouelles. C'est le *scrofulate de vérole* de Ricord. Les ganglions qui sont ainsi lésés sont en général ceux de la partie antérieure du cou et de l'aine.

L'envahissement, du reste assez rare, des lymphatiques peut se manifester par l'apparition d'une érosion superficielle ressemblant assez au chancre, ne fût-ce que par sa base indurée.

15° Syphilis secondaire des os.

La syphilis secondaire des os est assez commune, elle atteint de préférence le crâne (front), le tibia (face interne et crète), puis les côtes et le sternum.

Ces lésions s'observent plus fréquemment chez la femme et se présentent sous trois formes :

1° Périostite.

Cette maladie est caractérisée par une *douleur* fixe, faible dans le repos, exaltée par le mouvement et surtout par la pression. Elle est superficielle et répond à une bosselure légère de l'os très limitée, inférieure à la largeur d'une pièce d'un franc.

2° Périostose.

Ici la saillie est beaucoup plus déterminée et d'une grande dureté. Les douleurs s'exagèrent la nuit, probablement par l'effet de la chaleur, au point de pouvoir supprimer le sommeil.

3° Ostéalgie.

A l'inverse des deux lésions précédentes, il n'existe aucune modification de l'os et la *douleur*, exagérée par la pression, semble le seul syptôme. Elle a pour siège les os ou parties d'os placés immédiatement sous la peau.

La forme de mal de tète appelée *céphalée osseuse*, parce que la pression de l'os l'exagère, rentre dans cette catégorie.

On l'observe aussi en différents points du sternum (*sternalgie*) où elle est souvent faussement rapportée à une lésion interne ou encore sur les côtes (*pleurodynie*).

Dans ce dernier cas, les mouvements de la poitrine l'accroissent et elle peut gêner la respiration.

16° Syphilis secondaire des articulations.

Les jointures sont beaucoup moins fréquemment frappées pendant cette période. En général, le seul symptôme est une *douleur* à l'occasion des mouvements, surtout après un repos prolongé, et qui disparaît par le simple exercice, lorsque les jointures sont *dérouillées*. Elle siège à l'épaule, aux genoux, plus rarement aux coudes.

Dans quelques cas on observe une augmentation de volume du ou des genoux, soit indolente (hydartrose simple), soit accompagnée de douleurs et d'une légère inflammation simulant une atteinte légère de rhumatisme.

Ces diverses arthropathies disparaissent rapidement par le traitement spécifique.

17° Syphilis secondaire des synoviales des tendons.

Tantôt il y a hydropisie simple non douloureuse des synoviales des tendons et particulièrement de la synoviale des tendons de l'extenseur des doigts à la face dorsale de la main, tantôt il y a inflammation, et alors la lésion se produit de préférence dans la gaine des extenseurs des orteils.

18° Syphilis secondaire des muscles.

1° Douleurs musculaires.

Elles sont nulles ou faibles à l'état de repos, mais s'exaltent par les mouvements et les pressions pendant la nuit et au réveil et donnent l'impression de *courbature*. Elles se localisent isolément ou à la fois (particulièrement chez la femme), dans la partie antérieure des cuisses, le mollet, l'épaule, la partie antérieure des avant-bras (difficulté de coudre), le dos, et peuvent produire du torticolis.

L'évolution est variable (quelques jours à un ou deux mois), les récidives sont fréquentes.

2° Contracture du biceps du bras.

Brusquement dans une période qui varie du 2e au 15e mois après le chancre, un des avant-bras est immobilisé dans la flexion (formant en général un angle obtus). Il existe de temps en temps des crampes sourdes dans le muscle et tout essai de modification de la position est extrêmement douloureux. Cette situation, qui est, du reste, rare, se prolonge pendant plusieurs mois (2 à 6), mais la guérison est la règle.

3° Affaiblissement et amaigrissement.

Ces deux troubles se produisent chez près des deux tiers des malades (spécialement les femmes et les individus jeunes et nerveux), mais dans une proportion très variable et coïncide avec la période où les accidents atteignent leur apogée.

4° Rhumatisme syphilitique.

Les troubles sont si analogues au rhumatisme ordinaire que la distinction peut être faite seulement par l'existence des lésions spéciales et les résultats du traitement spécifique.

19° Syphilis secondaire oculaire.

1° Maladies de la cornée (*kératites*).

Assez rares. Tantôt il n'existe que des taches extrêmement petites (*kératite ponctuée*), tantôt les taches, beaucoup plus grandes et plus nombreuses (*kératite interstitielle*), provoquent un brouillard devant les yeux, et aboutissent à une opacification et une vascularisation de la cornée, quelquefois presque complète. Le début est toujours insidieux et sans douleur et, après une durée de plusieurs mois, la guérison peut être parfaite, mais la maladie est sujette à rechute et il n'est pas rare qu'en certains points des opacifications persistent.

2° Maladie de l'iris (*iritis*).

Rare (3 %). On l'observe du 6e au 20e mois. Elle indique

d'ordinaire une syphilis grave. Dans certains cas, elle a pour causes prédisposantes les travaux à la lumière artificielle, les veilles prolongées, le séjour au milieu de poussières irritantes, mais peut apparaître sans aucune raison spéciale.

SIGNES. — Au début, le malade constate seulement un peu de rougeur de l'œil et quelques douleurs à l'intérieur et à son pourtour, mais le médecin peut percevoir trois signes caractéristiques de l'inflammation de l'iris : 1° de la cornée partent des vaisseaux dilatés ; 2° la pupille est resserrée du côté malade et 3° l'alternance de l'abaissement ou de l'élévation de la paupière ne provoque pas ou peu de modification de la pupille.

Plus tard les douleurs et les troubles visuels s'accentuent, mais leur intensité varie beaucoup d'un malade à l'autre. D'autre part, les vaisseaux qui entourent la cornée sont plus injectés, la pupille plus resserrée ; enfin le bord de la pupille est déformé, sinueux, présente des encoches, l'iris est dépoli, offre des îlots roux ou jaunâtres et en certains points une ou deux bosselures (papules de l'iris).

La durée, suivant que la forme est légère ou non, varie entre une dizaine de jours et deux mois. La guérison est ordinairement complète lorsqu'on s'est traité, mais dans certains cas il peut subsister quelques reliquats de la maladie gênant plus ou moins la vision. Les récidives ne sont pas rares et aussi l'extension à l'autre œil.

20° Syphilis secondaire de l'oreille.

Les lésions peuvent occuper les diverses parties de l'oreille.

1° Conduit auditif externe.

Les syphilides, qui y deviennent rapidement *érosives*, peuvent provoquer un rétrécissement du conduit, d'où diminution de l'ouïe, puis une suppuration qui, par sa stagnation, irrite les parties voisines. Non traitées, elles s'éternisent pendant plusieurs mois.

2° Trompe d'Eustache et caisse du tympan.

Les plaques muqueuses de la gorge ont fréquemment leur siège à l'orifice de la trompe d'Eustache, d'où la propagation de l'inflammation à cette trompe avec pour conséquence un degré variable de surdité, des bruits de coquillages et quelquefois même du vertige. Lorsque la caisse est à son tour enflammée (fait très rare) et qu'elle se remplit de pus, la surdité devient complète et la douleur très intense. Le traitement, à condition d'être employé de bonne heure, amène la guérison complète.

3° Oreille interne.

On a noté dans des cas tout à fait exceptionnels la surdité foudroyante en quelques jours sans lésions appréciables.

21° Fièvre syphilitique secondaire.

La fièvre est assez commune chez les femmes nerveuses, jeunes (seize à vingt ans), de la classe ouvrière. Elle est très rarement observée chez l'homme. Dans certains cas, elle accompagne d'autres accidents (fièvre symptomatique), mais le plus souvent elle se produit à titre isolé (fièvre essentielle). L'intensité de la fièvre est modérée, 38, 38,5, 39,5, rarement au-dessus.

La forme *symptomatique* s'observe comme signe avant-coureur des éruptions très généralisées, sa durée ne dépasse pas alors 4 à 5 jours. Elle peut coïncider aussi avec un iritis, une lésion osseuse ou articulaire, la suppuration d'un ganglion.

Quant à la forme *essentielle*, beaucoup plus fréquente, elle se produit de préférence dans les premiers mois de la phase secondaire (du 3e au 6e), le soir, de cinq à huit heures, pour se prolonger plus ou moins longtemps pendant la nuit et persiste de quelques jours à un mois, avec possibilité de récidives.

Quelquefois la fièvre est continue et peut se prolonger pendant plusieurs semaines, avec malaise général, courbature, perte ou non d'appétit. Il existe des formes où la prostration est telle que la maladie prend l'aspect d'une fièvre typhoïde.

22° Syphilis secondaire du système nerveux.

Les troubles nerveux sont infiniment plus nombreux chez la femme que chez l'homme. Une sur trois en sont atteintes et quelques-unes d'une façon très intense. Ces troubles présentent plusieurs variétés.

1° Céphalée intracrânienne (1).

La douleur est profonde, très étendue, avec prédominance cependant au front, aux tempes, à la nuque. Elle varie de la lourdeur de tête à une sensation de resserrement dans un étau, avec abrutissement empêchant toute occupation. Toujours plus intense le soir et la nuit, elle peut persister pendant le jour, mais en s'atténuant d'ordinaire, ou cesser alors complètement. Fréquemment tout disparaît en quelques jours sous l'action du traitement, mais, dans certains cas, la douleur peut subsister pendant plusieurs mois.

2° Insomnie.

La perte du sommeil est assez commune : elle se produit comme signe isolé ou associée à une manifestation secondaire qui s'exalte pendant la nuit.

3° Névralgies.

Leurs sièges préférés sont la *face* (notamment la partie supérieure de l'orbite), la tempe, la nuque. Elles s'exaspèrent le soir et la nuit et sont rapidement modifiées par le traitement.

4° Paralysies et atrophie.

On a constaté à la suite de névrite des cas de paralysie plus ou moins complète d'une région, avec atrophie consécutive.

(1) Cette dénomination a pour but de différencier ces maux de tête de ceux produits par une lésion osseuse (décrits p. 87) et de ceux dus à une névralgie étudiés dans un paragraphe suivant.

5° Analgésie.

La disparition de la sensibilité de la peau à la douleur peut se produire sur une région plus ou moins étendue, avec prédominance au sein et au dos de la main.

6° Tremblement.

Symptôme tout à fait exceptionnel, apparaissant de préférence aux mains, qui sont secouées à certains moments par de rapides secousses.

7° Hystérie, épilepsie.

La syphilis amène une recrudescence d'accès chez les individus qui sont sujets à des crises d'hystérie ou d'épilepsie ; elle les fait reparaître chez ceux qui pouvaient se croire guéris. Elle peut enfin en provoquer l'apparition chez des sujets (femmes et même hommes) jusqu'alors indemnes.

8° Inappétence absolue et boulimie.

On a observé des cas assez nombreux de ces deux formes inverses de l'appétit. La boulimie peut coïncider avec la fièvre.

23° Syphilis secondaire du foie, du rein.

Dans des cas exceptionnels, la syphilis atteint le foie (jaunisse) et le rein (albuminurie néphrétique) ; dans ces deux cas le traitement spécifique donne d'excellents résultats, associé au traitement spécial (régime lacté absolu).

24° Syphilis secondaire du testicule.

La partie atteinte n'est pas le testicule, mais l'épididyme (v. fig. 2, p. 7).

Une tumeur lisse, dure, du volume d'une olive ou d'un pois, coiffe le testicule en haut et en arrière. Comme elle est absolument indolente, même à la pression, elle est souvent ignorée du malade et disparaît après quelques semaines.

25° Action de la syphilis secondaire sur les règles et la grossesse.

La syphilis provoque des retards, des irrégularités des règles, dont la quantité est diminuée. Elle peut même les supprimer pendant plusieurs mois. Au cours de la phase secondaire, l'avortement ou l'accouchement prématuré est habituel. Plus la contagion s'effectue tardivement au cours d'une grossesse, plus l'enfant a chance de survivre et de naître indemne.

26° Action de la grossesse et des affections fébriles sur la syphilis secondaire.

La grossesse accroît le nombre des syphilides des organes génitaux, elle en accroît la gravité et la durée. Son action s'exerce aussi sur le chancre, qui est alors large, creux, très ulcéreux, s'éternise et peut devenir phagédénique. L'affaiblissement général est considérable et les accidents nerveux se multiplient.

L'accouchement provoque, au contraire, une heureuse détente.

Les affections fébriles (variole, scarlatine, rougeole, fièvre typhoïde) retardent l'apparition du chancre et plus tard les accidents secondaires et en hâtent la guérison.

L'influence favorable est telle qu'elle peut supprimer définitivement les accidents.

27° Variétés de formes de la syphilis secondaire suivant les individus.

Les accidents secondaires se produisent chez *tous* les individus non traités (exception faite des cas où la syphilis tertiaire apparaît d'emblée) ; ils sont très atténués chez les personnes ayant subi la médication, mais il est exceptionnel qu'aucun ne se présente chez eux.

Les variétés de formes sont infinies, mais jamais toutes les manifestations étudiées ne se produisent chez le même individu, qui n'en a, au contraire, qu'une petite partie.

La forme habituelle ou moyenne comprend seulement

des taches de roséole, quelques papules cutanées, des *plaques muqueuses* de la gorge, des ganglions au cou, un certain nombre de croûtes et de clairières dans les cheveux.

Dans la forme légère le malade peut n'avoir que de la roséole et des plaques muqueuses ou même seulement de la roséole.

Mais l'insignifiance des accidents secondaires ne préjuge rien au sujet de la possibilité des accidents tertiaires ni de leur gravité.

Si, suivant que l'a établi Bassereau, à un chancre bénin succèdent en général des accidents secondaires atténués, ces deux phases bénignes ne signifient rien pour l'avenir.

La forme grave comporte des manifestations intenses sur la peau, notamment des mains et de la tête sur les os, de l'iritis, enfin un affaiblissement général. La femme souffre surtout de troubles nerveux (névralgies, névroses) et de troubles digestifs (anémie).

Enfin, il est des cas où la syphilis, légère ou non, devient pénible par la répétition prolongée des mêmes accidents, notamment chez les alcooliques.

IV. — SYPHILIS TERTIAIRE

1° Fréquence et caractères généraux des manifestations tertiaires.

Fréquence.

Dans 9 cas sur 10, la syphilis tertiaire se produit chez des individus n'ayant eu que des manifestations secondaires *légères* et même très légères.

Les conditions qui aggravent la syphilis ont une large part dans l'évolution tertiaire, mais cependant celle-ci se produit aussi chez des individus d'une excellente santé générale. Il est utile de signaler d'une façon spéciale l'alcoolisme, le surmenage vénérien et mondain qui provoquent rapidement la syphilis cérébrale, la paralysie générale et l'ataxie locomotrice.

Des causes locales, coups reçus autrefois, ganglions anciennement enflammés, varices, plaies, peuvent devenir le siège de lésions tertiaires.

L'influence du traitement est démontrée par la statistique du professeur Fournier, qui lui donne pour 100 individus atteints d'accidents tertiaires 78 n'ayant subi aucun traitement ou un traitement insuffisant (inférieur à un an), 19 ayant subi un traitement moyen et 3 seulement s'étant bien traités. Ce chiffre de 3 % peut donc être considéré comme représentant les mauvaises chances éventuelles des individus ayant fait le nécessaire.

Sur 1.664 cas d'accidents tertiaires, le professeur Fournier en a trouvé 1.424 qui sont survenus chez des individus ayant eu des manifestations bénignes. La cause de ce fait est qu'un individu ayant peu d'accidents ou des accidents insignifiants a peu de tendances à se soigner suffisamment.

Caractère des manifestations tertiaires.

Les principaux caractères des manifestations tertiaires sont :

1° De se *produire subitement* au milieu d'une bonne santé apparente.

2° De se présenter sous les *formes les plus différentes*, puisqu'elles peuvent occuper toutes les parties du corps, mais avec une fréquence particulière, la peau (28 % environ) et le système nerveux (43 % environ).

3° D'être *limitées* le plus ordinairement à *une lésion*, rarement à trois ou quatre.

4° D'être *graves*, car elles tendent à désorganiser le tissu qu'elles atteignent dans sa profondeur et non superficiellement comme des lésions secondaires.

5° De *guérir assez rapidement* sous l'action du traitement mixte (mercure et iodure de potassium).

Les cas de syphilis tertiaire s'accroissent de la première à la troisième année, puis décroissent jusqu'à la onzième, où la chute devient moins rapide.

Nous empruntons au professeur Fournier les résultats de sa statistique qui porte sur 4.400 cas.

1re année	4,2 %	14,4 %
2e »	10,2	

3e année	10,7 %	55 %
4e —	8,8	
5e —	8,1	
6e —	7,4	
7e —	6,2	
8e —	4,7	
9e —	4,4	
10e —	5.2	
11e et 12e année	4,2	22.3
13e 14e 15e année	2,6	
16e année	2,1	
17e, 18e, 19e, 20e année	1,6	
21e, 22e, 23e, 24e, 25e année	0,7	5
26e, 27e, 28e, 29e, 30e année	0,4	
31e-40e année		1
41e-55e —		0,28

La syphilis tertiaire devient donc rare après vingt ans, exceptionnelle ensuite.

Dans la très grande majorité des cas, elle ne se manifeste que par une poussée unique ; dans quelques cas, il y a des lésions successives, mais d'ordinaire il ne s'en produit pas plus de 2 ou 3.

Le professeur Fournier estime qu'un accident tertiaire est le présage d'un second, d'où la nécessité d'un traitement énergique.

Ricord a dit spirituellement : « Alors qu'elle a vieilli, la syphilis prend une mine honnête, à savoir la *mine des maladies communes.* »

Les troubles fonctionnels provoqués par la syphilis ne se différencient en rien de ceux provoqués par une cause banale.

L'utilité d'un livre comme celui-ci est de renseigner le public sur la longue durée de l'évolution syphilitique. Tout individu ayant eu la syphilis doit en avertir son médecin, même lorsque la maladie dont il souffre actuellement ne rappelle en *rien* son affection ancienne ; à ce seul prix est la guérison et trop souvent *la vie.*

2° Constitution et caractères généraux des gommes.

Les gommes sont les lésions syphilitiques tertiaires les plus fréquentes, elles peuvent se produire dans tous les tissus du corps et à tout âge. Elles sont constituées par une formation excessive de cellules incapables d'organisation et aboutissant fatalement et rapidement à la destruction ; elles constituent donc pour les tissus une sorte de corps étranger.

Les unes sont bien limitées et forment des *tumeurs* circonscrites ; les autres, sans limites précises, *s'infiltrent* entre les tissus (*gommes en nappe* et *diffuses*).

Lorsqu'elles sont placées dans un organe communiquant avec l'extérieur, elles se ramollissent en un liquide sirupeux comme la gomme arabique, puis s'évacuent après avoir aminci et rompu la peau ou la muqueuse voisine, sous forme d'un liquide épais, puriforme. Une cicatrice leur succède.

3° Gommes sous-cutanées.

Peu fréquentes (4 % des accidents tertiaires), souvent tardives ; les sièges habituels sont, par ordre de fréquence : la jambe, la cuisse, le bras, le cuir chevelu, les joues.

Elles se présentent sous forme d'une *tumeur dure*, d'abord très petite, puis arrivant au volume d'une olive ou d'une noix, d'abord *mobile* sous la peau, *indolente* et ne provoquant aucune inflammation du voisinage, puis plus tard (phase de ramollissement) devenant *mollasse*, adhérente au tissu voisin, *sensible* au toucher et provoquant même quelques élancements. La peau rougit, s'amincit et s'ouvre par une crevasse qui peu à peu se transforme en une ulcération profonde circulaire, à bords adhérents, entourée d'une aréole brunâtre ordinairement du diamètre d'une pièce d'un franc, d'où s'écoule du pus visqueux, jaunâtre et d'où émerge une masse blanc-jaune insensible qui finit par se détacher par fragments, c'est le bourbillon de la gomme. Le fond de l'ulcère, qui est alors inégal, crémeux et jaunâtre, se déterge et se remplit en laissant cependant une cicatrice déprimée blanche ou noirâtre. L'évolution complète s'opère en moyenne entre 3 à 7 mois, mais peut ne durer que huit jours. Le traitement a une action extrêmement active sur les gommes.

La gomme peut, dans des cas exceptionnels, envahir le tissu voisin soit excentriquement, soit en suivant une ligne *serpigineuse* (à la façon de la marche d'un serpent).

4° Syphilides tertiaires de la peau.

Les syphilides cutanées tertiaires sont des manifestations fréquentes (30 à 35 °/₀) et précoces (plus des deux tiers se produisent pendant les dix premières années et surtout les trois premières, avec maximum la troisième). Leurs caractères principaux sont d'être *limitées* à une région souvent assez circonscrite (front, nez) et de s'y *grouper* en bouquet, en collier, en bande annulaire, en croissant, en arcades réunies par leurs extrémités ou en une série de courbes excentriques ; d'atteindre profondément la peau et de la désorganiser en laissant une cicatrice ; de se présenter sous une forme unique ; enfin de ne pas éveiller de réaction inflammatoire autour d'elles, ni de douleur, sauf celle d'une petite plaie dans la forme ulcéreuse, encore cette douleur est-elle très faible.

Les syphilides tertiaires existent sous trois formes.

a) Syphilide érythémateuse ou roséole tertiaire (de Fournier).

Forme rare. Éruption de larges taches rosées à forme arrondie, en petit nombre (ordinairement 2 à 6), siégeant aux flancs, aux cuisses, aux fesses, d'une durée de trois mois à un an. Elle apparaît le plus souvent de la troisième à la sixième année.

b) Syphilides tuberculeuses.

Elles se présentent sous deux formes identiques comme origine, mais différant par l'évolution terminale. A une formation excessive de cellules dans le derme, succède soit une atrophie limitée de la peau (*syphilide tuberculeuse sèche*), soit la transformation en gomme et par suite la suppuration et l'élimination d'une partie morte, d'un bourbillon, par une ulcération (*syphilide tuberculeuse ulcéreuse*).

Ces deux formes sont, du reste, fréquemment associées.

Le mot « tuberculeuse » a été employé par analogie des lésions produites par la tuberculose, mais les syphilides n'ont aucun rapport anatomique avec la maladie et le microbe origine de la phtisie.

SYPHILIDE TUBERCULEUSE SÈCHE. — On peut observer trois variétés d'éruptions.

1° *En groupe.* — Forme la plus fréquente, le siège le plus habituel est le visage (nez, front, bord des cheveux).

Les tubercules se présentent sous forme de petites tumeurs solides, dures, régulièrement arrondies, faisant une saillie convexe au-dessus de la peau, du volume d'un pois, à surface rouge sombre, lisse d'abord, puis plus tard quelquefois légèrement squameuse. Après une durée de quelques mois à des années, il se produit une résorption laissant une cicatrice d'abord brunâtre, puis blanchâtre. Quelquefois les syphilides en groupe sont réunies par une infiltration qui épaissit la peau intermédiaire, mais en laissant aux tubercules leur individualité. C'est la « syphilide à base hypertrophique ».

2° *Eparse.* — Forme rare où les tubercules, en nombre, du reste, restreint, peuvent être dispersés sur tout le corps.

3° *En nappe.* — Les tubercules sont ici agglomérés les uns à côté des autres de façon à former une plaque variant de la grandeur d'une pièce d'un franc à celle de la main. Le siège habituel est la paume de la main ou la plante des pieds.

SYPHILIDES TUBERCULEUSES ULCÉREUSES. — C'est la forme la plus habituelle des syphilides cutanées. Dans une première phase, le tubercule a tous les caractères de la forme sèche. Puis la peau s'amincit, l'épiderme se transforme en une *croûte* de grandeur variable (pièce d'un franc à la surface de la main) épaisse (2 à 8 millimètres), dure, enchâssée solidement dans la peau, arrondie, vert foncé et stratifiée comme une écaille d'huître.

L'*ulcération* placée au-dessous a le caractère des ulcères gommeux (v. p. 98). L'évolution s'opère lentement (mois et années) sans appeler beaucoup l'attention du malade et peut aboutir à des délabrements importants, notamment au nez. Le traitement est ici extrêmement actif. La réparation se fait sous la croûte ou à ciel ouvert, en laissant une mutilation ou une cicatrice déprimée, gaufrée, restant longtemps noirâtre, qui finit par blanchir, mais quelquefois seulement après vingt ans.

5° Syphilis tertiaire de l'appareil génital de l'homme et de la femme.

L'appareil génital présente fréquemment des syphilides et des gommes.

1° Syphilides. — Les *syphilides sèches* sont assez rares, elles ont pour siège habituel le scrotum et affectent des formes circulaires. Les *syphilides ulcéreuses* s'observent beaucoup plus souvent. On les rencontre de préférence sur le gland.

Gommes. — Les unes occupent la peau, les autres, beaucoup plus fréquentes, la muqueuse, notamment celle de la rainure du gland, puis du gland lui-même. Ce sont des accidents tardifs, ne se produisant guère avant la quatrième année et pouvant apparaître vingt, trente et même quarante ans après le chancre dont ils occupent fréquemment le siège et auquel ils peuvent ressembler beaucoup (*syphilome chancriforme*), s'en différenciant surtout par l'absence de ganglions. Dans certains cas exceptionnels, les gommes ont produit des rétrécissements de l'urètre à son extrémité antérieure, ce qui les distingue des rétrécissements ordinaires. Des ulcérations phagédéniques peuvent succéder aux gommes.

Les lésions tertiaires sont plus rares sur l'appareil génital de la femme. Elles s'observent surtout aux grandes lèvres et sont en général des syphilides ulcéreuses.

6° Syphilis tertiaire de la bouche et de la gorge.

Lèvres.

Les lèvres sont assez souvent atteintes de syphilides *sèches* (peau), ou *ulcéreuses* (muqueuse), ou *mixtes*, c'est-à-dire à cheval sur la peau et la muqueuse et variables suivant la partie malade. La gomme s'y présente d'ordinaire sous la forme d'une infiltration diffuse. D'autre part, le syphilome hypertrophique peut augmenter grande-

6*

ment le volume d'une des lèvres (ordinairement l'inférieure) et amener une déformation.

Langue.

Les lésions de la langue ne sont pas rares. Elles ont une prédominance énorme chez l'homme (tabac) et pendant les dix premières années.

Elles peuvent se présenter sous forme de glossite scléreuse ou gommeuse.

1° La GLOSSITE SCLÉREUSE est due à une formation excessive de cellules qui étouffent les éléments normaux de la langue et constituent un tissu dur, *scléreux*, soit à la surface de la muqueuse (*glossite superficielle*), soit dans la profondeur de l'organe (*glossite profonde*).

La glossite *superficielle* se présente sous forme d'une à six petites plaques isolées, de la grandeur d'une lentille à celle d'une amande, arrondies, dures, rouge sombre et lisses, ou d'une plaque continue (*nappe*) de même apparence d'abord, et qui plus tard peut devenir blanchâtre. Cette lésion est chronique et peut provoquer des douleurs, surtout lorsqu'elle siège aux bords de la langue et qu'il se forme des éraillures.

La glossite *profonde* envahit toujours une partie importante de la langue (moitié à deux tiers) qui est augmentée de volume et présente à sa surface des sillons qui circonscrivent des lobules d'une dureté profonde. Sur ces points, la muqueuse est d'un rouge vineux, lisse et tendue. La langue devient alors gênante, maladroite, mais la douleur n'apparaît qu'à la suite d'une complication fatale, l'érosion par frottement contre les dents ou les aliments, érosion qui siège souvent dans les sillons interlobulaires et qui a tendance à se reproduire indéfiniment. Là est la gravité de cette lésion qui est pour ainsi dire définitive.

2° La GLOSSITE GOMMEUSE est une lésion assez rare et tardive. Les gommes sont superficielles (muqueuse) ou profondes, et présentent l'évolution ordinaire.

Voile du palais.

Ordinairement la gomme du voile du palais, qui est assez fréquente, se présente sous forme d'une infiltration diffuse. Le voile est déformé, épaissi; dur, immobile et rouge sombre. La douleur et la gêne sont nulles ou insignifiantes, même pendant la période d'ulcération : le trou dans le palais se produit sans que le malade ait été averti de sa lésion. Ordinairement il est unique et, si la perforation s'est produite dans la partie moyenne du voile, il en résulte une *altération de la voix* dont le timbre est nasonné ; une partie des aliments peut, en outre, passer dans le nez. Si le traitement intervient avant l'ulcération, la restauration est complète, sinon il y a réparation par cicatrice, ou la perforation persiste. Les récidives ne sont pas rares.

Pharynx.

Les gommes du pharynx peuvent entraîner un certain degré de difficulté de la déglutition, surtout pour les aliments solides, les alcools et les acides ; une gêne de la mastication, le reflux des aliments dans le nez, de l'altération de la voix et un besoin continuel de cracher.

Lorsque la gomme siège à la partie postérieure des fosses nasales, elle peut donner l'apparence d'un mal de gorge ou d'un rhume de cerveau persistant à odeur très désagréable, qui s'accompagnent, dans certains cas, de surdité.

7° Syphilis tertiaire des fosses nasales.

La fréquence de cette localisation (5 % des cas) est attestée par le dicton : « La vérole aime le nez. » Quelquefois précoce (notamment en Algérie), elle se produit souvent aux environs de la dixième année et chez des sujets ayant eu des accidents graves de la syphilis.

L'évolution des gommes provoque les signes suivants :

Ecoulement continu d'un liquide muco-purulent fétide ; *enchifrènement* et *obstruction* d'une ou deux fosses nasales par des croûtes, par des os ou des débris d'os (séquestres) qui, altérés, nécrosés, se détachent de leur place. Douleurs très intenses, s'irradiant au pourtour du nez sous forme de névralgies. Perte de l'odorat et possibilité de répandre une odeur absolument infecte.

Les deux fosses nasales peuvent arriver à ne former

qu'une cavité par la perforation de la cloison ; elles peuvent communiquer avec la bouche par perforation du palais. Enfin le nez peut subir toutes les déformations (nez en perroquet, en pied de marmite, en lorgnelle), et des complications cérébrales peuvent se produire.

8° Phagédénisme tertiaire.

Ce mot vient de *fagein*, ronger, et *adèn*, à satiété. Il exprime le caractère spécial des plaies malignes à tendance indéfiniment extensive et destructive, et rebelle aux médications.

C'est une complication qui peut apparaître dans des maladies diverses (chancre simple, cancer, lupus, ulcères), mais qui est particulièrement fréquente dans les affections vénériennes.

Le phagédénisme se produit quelquefois à la suite du chancre induré, mais c'est là un fait exceptionnel ; à l'occasion des accidents tertiaires, il est au contraire loin d'être rare.

Il apparaît, dans ce cas, à une époque ordinairement tardive.

Ses localisations habituelles sont : 1° sur la *peau* (en premier lieu sur le visage et surtout sur le nez, puis sur les jambes, les épaules, les organes génitaux) ; 2° sur les *muqueuses* (la gorge et la verge).

L'aspect est, en général, celui des lésions gommeuses, la plaie étant couverte ou non d'une croûte. Dans certains cas, la plaie est rouge vineux (*phagédénisme rouge*), ou couverte d'une sorte de fausse membrane (*phag. diphtéroïde*), ou encore d'un sphacèle brunâtre (*phag. gangreneux*).

L'ulcération peut s'agrandir en surface (*phag. extensif*), en s'étendant soit *excentriquement* avec cicatrisation au centre, soit en traînées ondulées sinueuses (*phag. serpigineux*), les parties primitivement touchées se réparant à mesure.

Dans d'autres cas, l'agrandissement se produit en profondeur (*phag. térébrant*) qui perfore tous les tissus : peau, muscles, os, et est arrêté seulement pour un temps, par les aponévroses, les vaisseaux et les nerfs qu'il arrive cependant aussi à détruire.

Quelquefois la marche est très rapide et en quinze jours le phagédénisme térébrant amène la destruction d'une région (nez, gland). Quelquefois elle est, au contraire, très lente (des années) ou procède par poussées avec période plus ou moins longue de calme.

L'érysipèle peut avoir une influence bienfaisante ; les cautérisations, les pansements mal faits ou irritants, les excès alcooliques, l'impaludisme, la vieillesse, peuvent, d'autre part, accentuer ou faire naître le phagédénisme.

L'influence sur l'état général est nulle dans les plaies cutanées, à évolution rapide, souvent profonde dans les lésions à marche chronique.

Les récidives sont fréquentes.

9° Syphilis tertiaire des nerfs.

Les lésions nerveuses sont dues à des compressions (périostite, gomme). Elles provoquent la névralgie des nerfs passant par des orifices osseux (névralgies faciales et intercostales).

Les paralysies les plus fréquentes sont celles des muscles des yeux (2 %), notamment celle du nerf oculo-moteur commun, qui entraîne la chute de la paupière supérieure.

10° Syphilis tertiaire du système nerveux central.

Des lésions cérébrales sont souvent associées plus ou moins tardivement aux lésions de la moelle. Sur 4.400 cas de syphilis tertiaire, le professeur Fournier en trouve 1.700 intéressant le système nerveux central, soit 38 % qui se partagent à peu près également en syphilis cérébrale et syphilis médullaire (le tabès seul représente 628 cas).

Syphilis de la moelle épinière.

La syphilis médullaire est souvent précoce (4 premières années), elle atteint de préférence les hommes. Le surmenage, les blessures, l'absence de traitement et surtout l'hérédité nerveuse ont une grande influence sur son apparition.

Un signe précurseur des affections médullaires est une douleur survenant la nuit à peu près à la même heure au niveau de la colonne vertébrale, d'abord au cou, puis au dos. Elle persiste plusieurs semaines.

La paraplégie spasmodique sera seule résumée ici quant aux autres affections, notamment l'*ataxie locomotrice* et la *paralysie générale* on en trouvera la description dans le volume spécial sur les MALADIES NERVEUSES.

PARAPLÉGIE SPASMODIQUE. — 1° *Forme aiguë.* — Elle débute par des fourmillements, une sensation de tiraillement et d'engourdissement dans les membres inférieurs ; la douleur déjà décrite de la colonne vertébrale à laquelle peuvent s'ajouter des douleurs en ceinture. Puis les jambes deviennent lourdes, faibles, et la marche arrive à être difficile. Il y a incontinence ou rétention d'urine et impuissance. Enfin surviennent des eschares.

2° *Forme chronique.* — Ce sont à peu près les mêmes signes que précédemment, mais l'évolution est plus lente (des années). Il peut s'y ajouter des troubles cérébraux (paralysies oculaires, hémiplégie, maux de tête et affaiblissement intellectuel).

Syphilis cérébrale.

Les accidents cérébraux sont très fréquents, puisqu'ils représentent un quart de la totalité des manifestations tertiaires. En général tardifs, ils peuvent cependant être très précoces. Mais une fois constituées, les affections cérébrales ne diffèrent pas comme évolution de celles ayant une autre cause. On ne trouvera donc ici que les signes pouvant déceler cette origine.

Les lésions sont localisées ordinairement aux enveloppes du cerveau et à la partie voisine de l'écorce cérébrale. Elles peuvent aussi résulter de lésions osseuses.

Elles sont souvent diffuses, mais avec prédominance sur les nerfs moteurs de l'œil, avec paralysie de ses muscles. Elles ont pour conséquence précoce des *maux de tête* extrêmement pénibles, s'exaspérant la nuit, circonscrits quelquefois à un point (clou dans la tête), *l'insomnie*, un *affaiblissement très grand de la mémoire* et du *pouvoir sexuel*, une *douleur dans le fond de l'œil*. Plus tard apparaît du *vertige*, tantôt subit et pouvant entraîner la chute immédiate, tantôt plus faible mais presque permanent, avec troubles de la vue et de l'ouïe et affaissement intellectuel. L'hémiplégie est beaucoup plus fréquente que les convulsions épileptiques ; celles-ci sont caractéristiques par le seul fait qu'elles se produisent après vingt ans ; l'épilepsie tardive est syphilitique dans les 9/10 des cas (Mauriac).

L'iodure et le mercure, par leur réussite, assurent le diagnostic.

11° Syphilis osseuse tertiaire.

Ces lésions se manifestent par une *augmentation de volume* régulière et lisse ou accompagnée de saillies.

Cette tuméfaction est très dure et indolente à la pression mais elle est le siège de *douleurs spontanées* bien avant de devenir apparente. La suppuration ne se produit pas, sauf lorsque la gomme atteint la peau, elle est alors peu abondante.

La syphilis osseuse est surtout grave par quelques complications ; elle provoque des fractures spontanées, empêche la réparation des fractures ordinaires, coïncide fréquemment avec des lésions viscérales ; enfin, lorsqu'elle siège au crâne, elle entraîne la compression du cerveau lorsque les exostoses font saillie en dedans.

12° Syphilis oculaire tertiaire.

La gomme de l'iris provoque souvent, outre les signes ordinaires d'iritis (v. p. 89) l'hypertension de l'œil (glaucôme).

Elle peut se compliquer : 1° de *choroïdite*, au cours de laquelle, par suite d'un trouble du corps vitré, les objets paraissent comme couverts d'une gaze fine ; 2° de *rétinite* avec affaiblissement et même perte définitive de la vision.

13° Syphilis tertiaire du foie et des reins.

La syphilis du foie n'est pas rare et entraîne des troubles digestifs, de l'amaigrissement, la jaunisse et l'enflure des membres inférieurs et du ventre.

Le mal de Bright (néphrite chronique) a quelquefois une origine syphilitique ; des hémorragies par les voies urinaires se produisent assez fréquemment sous l'action de la même cause.

14° Syphilis tertiaire du larynx, de la trachée, des bronches et des poumons.

L'altération des cartilages du larynx peut entraîner la difficulté de respirer et même l'asphyxie.

La syphilis de la trachée et des bronches est caractérisée par une toux persistante quinteuse, de l'oppression continue ou se produisant par accès, une sensation de corps étranger au niveau de la trachée. L'inspiration est bruyante, l'expiration sifflante.

Les lésions du poumon simulent la phtisie pulmonaire avec une localisation cependant en général un peu différente, car elles occupent la partie moyenne du poumon.

15° Syphilis tertiaire des testicules.

Deux formes :

ORCHITE SCLÉRO-GOMMEUSE. — C'est la variété habituelle et très caractéristique.

Un des testicules est atteint, puis le second se prend quelques semaines plus tard.

Ce testicule est *dur*, *augmenté de volume* et entouré d'un épanchement, du reste assez modéré, dans la tunique vaginale. Il n'existe ni inflammation, ni douleur (la sensation caractéristique de l'organe à la pression est diminuée et même supprimée). Plus tard il se produit de l'*atrophie*, la dureté est générale ou localisée sous forme de plaques. L'individu est à peu près impuissant, mais cette perte du pouvoir sexuel disparaît si le traitement est suffisamment hâtif.

ORCHITE FONGUEUSE. — Beaucoup plus rare.

Le testicule, d'abord dur, se ramollit ensuite et il se produit une ulcération du scrotum par laquelle fait saillie un champignon rouge indolent assez dur, qui disparaît rapidement sous l'action du traitement.

V. — SYPHILIS ACQUISE DES ENFANTS SYPHILIS DES VIEILLARDS

1° Syphilis acquise chez l'enfant.

Causes.

Le plus ordinairement la contagion s'effectue par des plaques muqueuses ou par un chancre du sein. Ce dernier provenant de la succion d'un nourrisson syphilitique. Dans des cas rares, on a observé des chancres du prépuce survenus chez des enfants juifs dont la plaie, au moment de la circoncision, avait été sucée, pour arrêter l'hémorragie, par un opérateur ayant des plaques muqueuses aux lèvres. Enfin, des petits garçons ou des petites filles, à la suite de rapports vénériens tentés par d'ignobles individus, peuvent présenter des chancres aux parties génitales ou à l'anus.

Evolution.

La syphilis acquise infantile est généralement bénigne. Le chancre qui, trop souvent, est pris pour un bobo insignifiant, se cicatrise rapidement : les plaques muqueuses, fréquentes à la bouche, au pharynx et à l'anus, passent souvent aussi inaperçues ; le gonflement des ganglions est attribué à la scrofule. Il en est de même des accidents tertiaires qui, du reste, sont assez rares et atteignent de préférence les os (accidents de la croissance).

Pour toutes ces raisons, la syphilis acquise de l'enfant reste souvent *ignorée*.

2° Syphilis des vieillards.

L'affection syphilitique est, au contraire, généralement très grave chez les vieillards. L'évolution est très rapide et les accidents tertiaires destructifs, et notamment les accidents cérébraux, sont précoces chez eux. L'affaiblissement général est intense.

VI. — ACTION DE LA SYPHILIS SUR LES GROSSESSES

1° Action sur les fausses couches.

L'action se produit soit que la syphilis existe chez le père et la mère, uniquement chez le père ou uniquement chez la mère, celle-ci ayant été infectée antérieurement ou au cours de la grossesse.

L'avortement se produit dans 35 à 40 % des grossesses.

Dans le cas où la mère seule est syphilitique, le professeur Fournier a donné le résultat d'une statistique qui est très instructive :

Sur 28 grossesses, 9 se sont terminées par des avortements et 12 par la mort rapide des enfants (les uns ayant des manifestations syphilitiques, les autres avant même d'en présenter).

Sur les 7 survivants, 4 ont eu des accidents syphilitiques et 3 étaient sains ou du moins n'ont présenté que des accidents de syphilis tardive non observés par le maître.

L'avortement peut se reproduire dans plusieurs grossesses successives (2 à 8).

Le fœtus expulsé est d'ordinaire (4/6) mort et macéré.

L'avortement, dans ce cas, s'accompagne rarement d'une hémorragie importante et la délivrance est facile. La rupture de l'œuf, le fœtus étant putréfié, peut, dans certains cas, amener des accidents de septicémie.

2° Action du temps sur l'hérédité.

L'action sur le fœtus peut, dans certains cas exceptionnels, se prolonger pendant quinze à dix-huit ans, mais en général elle va en s'atténuant progressivement : les avortements se produisent à une époque de plus en plus tardive, puis des enfants naissent, d'abord ils succombent à l'évolution de la maladie, puis ils finissent par être assez forts pour y résister, enfin vient au monde un enfant *sain*.

L'influence nuisible est particulièrement puissante la

première année, est encore très forte les deux années suivantes, puis diminue alors considérablement : les trois premières représentant les 4/5 des cas de mort, dont près des 2/3 pour la première année.

Les syphilis légères peuvent provoquer l'avortement, même en l'absence de manifestations de la maladie.

Une femme syphilitique avant la conception est plus exposée à l'avortement que si l'infection est postérieure à la conception ; plus cette infection sera tardive, plus les chances de survie de l'enfant s'accroissent.

L'action du traitement est souveraine ; non seulement il permet à l'enfant de naître, mais le plus souvent de naître *sain*.

Le traitement est donc indiqué formellement chez toute femme enceinte ayant présenté des accidents récents, ne s'étant pas suffisamment traitée, ou qui même, s'étant traitée, a eu des fausses couches, enfin chez la femme même saine d'un individu encore en puissance de syphilis.

VII. — SYPHILIS HÉRÉDITAIRE

La syphilis héréditaire peut se manifester dès les premiers jours de la vie (*syphilis précoce*) ou n'apparaître que très tard (*syphilis tardive*). Il n'existe pas de chancre et les signes de la syphilis secondaire et tertiaire se produisent simultanément. Les manifestations sont le plus souvent très graves (viscères, os), d'où la mortalité très grande pendant la vie fœtale et après la naissance.

Dans certains cas cependant, les lésions sont bénignes, atteignent simplement la peau, la guérison est rapide et l'enfant n'en est pas moins vacciné définitivement contre la syphilis.

1° Syphilis héréditaire précoce.

Les signes apparaissent le plus ordinairement du 15e au 30e jour, quelquefois dès la naissance (forme grave), plus rarement le 2e et le 3e mois, exceptionnellement après le 3e mois.

a) Lésions de la peau.

1° PEMPHYGUS. — Dans les quinze premiers jours qui suivent la naissance, apparition sur la *paume* des *mains*, la *plante* des *pieds*, plus rarement aux jambes, au tronc et au visage, de *taches vineuses* surmontées de petites vésicules qui se réunissent pour former des cloques assez grosses, arrondies, remplies d'un liquide d'abord citrin puis purulent ou sanguinolent. Un ou deux jours après, la cloque se rompt, en laissant une ulcération rouge livide, ou se dessèche, en formant une croûte noirâtre. Cette éruption caractéristique constitue le pemphygus syphilitique, il annonce en général une issue mortelle.

2° CACHEXIE SÉNILE. — Aspect à la naissance d'un petit vieillard : corps chétif, peau ridée, flétrie, recouvrant des muscles si minces qu'ils semblent ne pas exister. Mort également rapide.

3° PAPULES. — On constate sur les fesses et les cuisses, plus rarement au front, autour de la bouche et derrière les oreilles, des papules, les unes sèches, les autres érodées, humides (plis). Forme curable.

b) Lésions des muqueuses.

Ces lésions coïncident en général avec les papules.

LÈVRES. — Plaques muqueuses fissuraires à la commissure des lèvres, croûteuses sur la peau voisine.

NEZ. — Plaques muqueuses et gommes provoquant un coryza à liquide séropulent rendant difficile la respiration et la tetée.

ANUS. — Plaques muqueuses analogues à celles des lèvres.

c) Lésions des os.

On observe des déformations diverses du crâne, soit par augmentation, soit par raréfaction du tissu osseux et la soudure prématurée des sutures (microcéphalie et idiotie). Il existe des déformations analogues des os longs, notamment à l'avant-bras.

L'enfant peut naître avec un pied bot, un bec de lièvre, une asymétrie crânienne très nette.

d) Lésions du cerveau.

La méningite syphilitique tue à elle seule la moitié des hérédo-syphilitiques.

2° Syphilis héréditaire tardive.

Lésions.

Les manifestations apparaissent ordinairement de dix à vingt ans, quelquefois dès l'âge de trois ans ou entre vingt et vingt-cinq ans, exceptionnellement plus tard.

Toutes les lésions de la phase tertiaire peuvent être observées, mais les plus caractéristiques sont les cinq signes d'Augagneur : *inflammation* de la *cornée* (kératite interstitielle), *dents incisives* érodées en croissant, petites et irrégulières, *écoulement d'oreille*, *arrêt général de développement* (mamelles insignifiantes, absence de poils), *atrophie génitale* (règles à peu près nulles, organes très petits).

VIII. — SYPHILIS IGNORÉE

La syphilis reste souvent ignorée des malades : 1° parce que les accidents très légers peuvent rester inaperçus ; 2° parce que les malades qui, dans ce cas, sont le plus souvent des femmes (d'après la statistique du professeur Fournier, il y a 18 cas de syphilis ignorée sur 100 chez les femmes et 3 seulement chez les hommes), sont trompés sur le véritable nom de leur affection, à la fois par le mari et par le médecin. Ce dernier est obligé au mensonge par le serment fait au mari ; serment auquel il n'a pu se soustraire pour éviter un plus grand mal, car il sait qu'en cas de refus, la femme a grande chance de ne pas être soignée du tout.

IX. — AVENIR DU SYPHILITIQUE

Près de moitié des cas de syphilis constituent une maladie bénigne. Dans 8 %, *syphilis ébauchée*, tout se réduit au chancre, à la roséole, à du mal de tête et à quelques croûtes sur le cuir chevelu. Les accidents ne durent pas plus de trois mois. Dans la *syphilis faible* (35 % des cas), les manifestations sont également peu nombreuses : chancre, roséole, papules, plaques muqueuses, syphilides des mains et des pieds assez persistantes ; plus tard, chute des cheveux, troubles de la voix, érosions du scrotum, fissures à la langue, onyxis. Ces troubles se produisent par poussées successives interrompues par des périodes de repos à peu près complet et ont une durée d'un an environ. La *syphilis forte*, où les accidents évoluent pendant plusieurs années, représente 40 à 45 % des cas, elle évolue d'ordinaire chez des individus qui ne se soignent pas ou insuffisamment. La *syphilis maligne*, où les accidents tertiaires apparaissent rapidement, notamment sur le cerveau, est relativement rare. En général, les formes graves ne se produisent que chez des individus prédisposés par une mauvaise santé générale antérieure, du surmenage, l'hérédité nerveuse, l'alcoolisme, la tuberculose, la vieillesse et surtout l'absence du traitement spécifique qui, 95 fois sur 100, rend la maladie bénigne.

La syphilis est donc une affection très grave, mais dont il ne faut pas exagérer le malheur. La syphilis est *curable* et on peut se marier sans remords après avoir subi un traitement suffisant et en s'astreignant à une surveillance exacte de toutes les manifestations qui peuvent se produire et aux traitements espacés indiqués plus loin (1).

Si cependant une affirmation absolue au point de vue contagion peut être donnée, il ne peut en être de même au point de vue de la possibilité à une date plus ou moins éloignée d'un accident tertiaire. Aussi est-il indispensable que les malades sachent que « quoi qu'il advienne dans l'avenir, quel que soit le trouble qui puisse survenir dans la santé », on doit se souvenir de son ancienne maladie, que le médecin de famille doit toujours en être informé, lors même qu'on est en parfaite santé, de façon qu'il puisse agir en conséquence si un accident subit se produit, accident qui, attaquant dans certains cas le cerveau, peut

(1) C'est par centaines que tous les médecins syphiligraphes ont constaté ces heureux résultats du traitement et du temps.

mettre le malade dans l'impossibilité d'instruire à ce moment le médecin.

L'insouciance des tristes résultats que peut produire la contagion est assez fréquente pour que le professeur Fournier ait trouvé le mari comme auteur du mal dans 10 % des cas de syphilis chez des femmes de sa clientèle privée. « La vérole se partage entre époux comme le pain quotidien » (Dechambre). La contagion, dans ces cas, s'opère par le *chancre* (cas rare), par les *plaques muqueuses* et les *papules érosives*, par la *conception* que l'enfant vienne à terme ou, ce qui est plus fréquent, qu'il y ait avortement, ce qui rend difficile la détermination de la cause.

Le père peut transmettre la syphilis à l'enfant : 1° par les spermatozoïdes, *syphilis héréditaire* (la mère étant contagionnée ou non par le mari ou l'enfant) ou 2° plus rarement par contagion directe, *syphilis infantile acquise* (ordinairement par le baiser). Cette syphilis peut se manifester : 1° par la mort du fœtus (cas le plus ordinaire, près de moitié) ; 2° par la mort prématurée de l'enfant atteint de lésions syphilitiques (v. p. 111) ; 3° par la mort prématurée de l'enfant né chétif et vieillot, atteint de consomption progressive ; 4° par la vie chétive de l'enfant né délicat, débile, apte aux accidents nerveux, et notamment à la méningite, à la tuberculose, aux abcès froids.

Les chances mauvaises sont plus grandes si c'est la mère qui est syphilitique, et naturellement plus grandes encore si les deux parents sont atteints de la même maladie (les cas de mort peuvent s'élever à quatre sur cinq).

L'hérédité paternelle exclusive donne une action nuisible de 37 %, la maternelle exclusive de 84 %, la mixte de 92 %.

X. — LA SYPHILIS DANS SES RAPPORTS AVEC LE MARIAGE ET LA PATERNITÉ

1° Conditions nécessaires pour le mariage.

1° *Absence d'accidents syphilitiques depuis deux ans*, avec interruption du traitement depuis six mois.

Peu importe que les derniers accidents soient ou non

transmissibles, puisqu'en tous cas ils attestent que la maladie est dans une période active. Les malades qui commettent le crime de se marier dans ces conditions agissent le plus souvent par manque de courage à retirer une parole donnée imprudemment, quelquefois à la suite d'une contamination contractée trop peu de jours avant le mariage (enterrement de la vie de garçon), pour que le chancre ait fait son apparition avant la célébration.

2° *Ancienneté de la syphilis remontant au minimum à trois ou quatre ans.* Pendant les deux premières années, la contamination de la femme par les plaques muqueuses ou par la conception atteint 19 %.

3° *Caractères peu graves des accidents survenus.* L'interdiction doit frapper notamment tout individu chez lequel les récidives de plaques muqueuses ont été fréquentes, qui a présenté des manifestations de phagédénisme, de syphilis maligne précoce, de syphilis cérébral, d'ataxie, de syphilis oculaire.

4° *Traitement pendant trois à quatre ans* au minimum, suivi de reprise à longs intervalles pendant quelques semaines. L'absence de manifestations au cours d'une cure thermale, contrairement à un préjugé commun, ne prouve nullement que la syphilis est guérie. Le jugement des eaux ne vaut pas mieux que l'ancien jugement de Dieu.

Ces quatre conditions étant remplies, il est encore possible que le syphilitique contagionne sa femme et ait des enfants syphilitiques, mais ces cas sont exceptionnels.

2° Conduite à tenir par un mari syphilitique.

Surveiller attentivement la moindre bobo, le moindre bouton, la moindre érosion, et demander son avis au médecin. Même si on a eu de l'herpès, craindre toujours une lésion syphilitique.

Suivre les prescriptions données plus loin au point de vue des traitements à longs intervalles et, à la moindre manifestation, reprendre un traitement intensif et faire cautériser les lésions. Si une lésion apparaît, s'abstenir de tout rapport et surtout de tout rapport fécondant (syphilis par conception), s'abstenir absolument du baiser et particulièrement du baiser sur les lèvres.

3° Conduite à tenir par la femme enceinte d'un syphilitique ayant à ce moment des manifestations ou qui, sans avoir de manifestations, a eu son chancre moins de quatre ans avant ou s'est insuffisamment soignée.

La femme doit être traitée (protoiodure, 25 milligr., pendant toute la grossesse, avec intervalle de repos pendant lequel elle prend 1 ou 2 grammes d'iodure) : 1° chaque fois que des fausses couches antérieures ou la naissance d'un enfant syphilitique indiquent l'action nuisible de la maladie du mari ; 2° chaque fois que la syphilis est récente ou a été insuffisamment traitée.

Malheureusement, la femme est laissée le plus souvent dans l'ignorance de sa maladie et traitée à peine quelques mois, et lorsque surviennent, par suite même de cette insuffisance de traitement, des accidents tertiaires, elle n'est sérieusement soignée que si ceux-ci sont assez caractéristiques pour être reconnus par le médecin.

4° Conduite à tenir par une femme enceinte syphilitique.

La femme ayant des manifestations certaines de syphilis acquise antérieurement ou au cours de sa grossesse (par conception ou autrement), doit subir le traitement ordinaire par les frictions ou le protoiodure (5 à 8 centigr.).

Loin d'anémier, le mercure à dose raisonnable fortifie (« c'est le fer de la vérole »). Il empêche souvent les fausses couches et peut donner un enfant sain ou du moins atteint d'une syphilis héréditaire curable.

5° Comment doit être nourri l'enfant pouvant être atteint de syphilis héréditaire.

L'enfant susceptible d'être atteint de syphilis héréditaire (syphilis paternelle, maternelle ou mixte) ne doit être allaité que *par sa mère*, qui *seule* ne peut pas être contagionnée par lui, même étant restée absolument saine (1). De même, l'enfant *né sain* d'une mère atteinte

(1) Il est bien entendu qu'il ne s'agit que d'un nourrisson *né* syphilitique, car si un nourrisson contracte la syphilis après sa naissance pour avoir tété une nourrice syphilitique, il contagionnera sa mère.

de syphilis *avant l'accouchement* ne peut pas être contagionné par elle. Il va sans dire qu'il le serait, au contraire, si la mère venait à être atteinte *après l'accouchement*.

La syphilis contractée par une nourrice de son nourrisson est très grave : 1° parce que les manifestations sont souvent malignes ; 2° parce que la nourrice, dans l'ignorance de son mal, a chance de contagionner d'autres nourrissons, son mari et bien d'autres personnes, enfants ou adultes, directement ou indirectement.

La syphilis des bébés fait, par le baiser et la succion, des ricochets dans tout l'entourage : vingt-cinq personnes ont pu ainsi être contagionnées.

Cet allaitement maternel devra être poursuivi en s'aidant, au besoin, de lait stérilisé pendant quatre mois au moins. Alors seulement, la syphilis héréditaire se manifestant en général dans les trois premiers mois, si *l'enfant est resté sain* et s'il existe une indication formelle, on pourra avoir recours à une nourrice. Des procès scandaleux ont montré que la justice punit sévèrement le fait de la contagion d'une nourrice par son nourrisson.

6° Précautions à prendre à l'égard d'une nourrice afin d'éviter la contagion de la syphilis au nourrisson.

Toute nourrice doit être examinée par un médecin avant de commencer l'allaitement. Cette précaution est encore plus indispensable lorsque la nourrice vient de quitter un nourrisson mort ou que son propre enfant a succombé, cet enfant pouvant avoir été tué par la syphilis.

On doit savoir que ces précautions peuvent être illusoires, la nourrice pouvant avoir été contagionnée trop récemment ou ne présentant, au moment de l'examen, aucun signe de syphilis dont une poussée peut s'effectuer au cours de l'allaitement.

XI. — TRAITEMENT GÉNÉRAL DE LA SYPHILIS ACQUISE

1° Questions préliminaires.

Ce qu'il ne faut pas faire.

Il ne faut pas cautériser le chancre, car même cautérisé *une heure après* le rapport vénérien, le résultat a été nul lorsque le chancre était vraiment syphilitique. Il en est à peu près de même pour l'excision, qui ne doit être tentée que lorsque le chancre est très récent et siège sur le prépuce et lorsque, par l'examen de l'individu auteur de la contagion, on peut être assuré qu'il s'agit bien d'un chancre induré.

Doit-on traiter la syphilis ?

La réponse est simple : 1° l'immense majorité des accidents tertiaires se produisent chez des individus qui ont suivi une médication insuffisante ou ne se sont pas traités du tout ; la mortalité des enfants hérédo-syphilitiques est de 3 % lorsque les parents ont soigné scrupuleusement leur maladie, de 82 % chez les autres (Cuilleret).

A quel moment doit-on commencer le traitement ?

Le traitement doit commencer dès que la syphilis est nettement reconnue. En agissant ainsi, il réussit 19 fois sur 20 à supprimer tous les accidents graves.

Mais ce traitement ne réussira que si on ne le réserve pas seulement à la phase des manifestations de la maladie. Il doit être *préventif*. Ainsi employé, il atténue et supprime même la plupart des accidents secondaires et, dans la très grande majorité des cas, empêche l'apparition des accidents tertiaires.

Mode de traitement.

Pas plus pour la syphilis que pour toute autre maladie, il n'y a une médication applicable à tous les cas, ce n'est pas une maladie qu'on soigne, mais un malade avec toutes les modifications inhérentes à chaque individu.

Cependant une base de traitement qui, suivant les circonstances, subira les changements nécessaires, peut et doit être adoptée. Cette médication type est celle instituée par notre maître le professeur Fournier ; elle constitue la méthode des traitements intermittents avec repos intercalaires, pendant un minimum de sept ans.

La première année, le malade fait un premier traitement mercuriel de deux mois, puis se repose six semaines ; un second traitement mercuriel de six semaines, suivi d'un repos de deux ou trois mois ; un troisième traitement mercuriel de six semaines, suivi d'un repos de trois mois ; un quatrième traitement mercuriel. La seconde année, on fait trois traitements mercuriels séparés par des repos. La troisième et la quatrième années, deux à trois traitements à l'iodure de potassium, et la cinquième année deux.

A la séance du 28 février 1905, M. Fournier a proposé de faire, la septième ou la huitième année une troisième série de traitements mercuriels en vue de prévenir la paralysie générale.

On verra plus loin que cet ordre doit fatalement varier suivant la variété des manifestations, les indications des deux médicaments étant différentes.

Indications du mercure et de l'iodure.

Le mercure est le traitement primordial des accidents secondaires, il n'est que préventif et auxiliaire pour les accidents tertiaires.

L'iodure est le traitement complémentaire du mercure chaque fois que les accidents secondaires prennent un caractère persistant ou intense, notamment du côté du cerveau. Il doit également lui être associé ou être donné isolément entre les accidents tertiaires.

Autres médications.

Les sudorifiques et les dépuratifs (gaïac, salsepareille, sirop de Cusenier) n'ont aucune action sur la syphilis.

Quant aux toniques, comme le quinquina, l'arsenic, ce sont simplement de bons adjuvants du traitement spécifique qui a pour base le mercure et l'iodure de potassium.

2° Mercure et ses sels.

Historique, absorption et élimination.

Le mercure est employé contre la syphilis depuis l'an 1500. Il semble qu'il parcourt le sang sous forme d'un albuminate ou d'un peptonate de mercure et de sodium.

Son élimination s'opère par les reins, par la peau (sueur), par le sein (lait), par les glandes salivaires (salive), par les matières fécales. Cette élimination s'opère lentement, car on retrouve du mercure plusieurs semaines après la cessation du traitement.

Mode d'introduction dans le corps.

On peut introduire le mercure par la peau (frictions, bains, emplâtre), par la bouche, par la respiration (fumigations), et par le tissu cellulaire sous-cutané (injection hypodermique).

Cette variété de formes est très utile pour éviter les inconvénients d'une médication qui doit être poursuivie longtemps.

I. Par la bouche. — Mode habituel :

1° La préparation à préférer est le *protoiodure de mercure*, dont le seul inconvénient est de provoquer quelquefois la diarrhée au début, mais la diminution des doses, l'accoutumance progressive et un peu d'opium suffisent à calmer l'intestin. On aura soin de prendre les pilules au moment des repas ou avec une tasse de lait.

2° Le *bichlorure de mercure* (pilules de Dupuytren) a une action très intense sur l'estomac, surtout chez les femmes (gastralgie, dyspepsie), sans présenter ordinairement d'avantages. Il doit être réservé à des cas spéciaux.

3° Le *biiodure de mercure* est toujours associé à l'iodure de potassium (sirop de Gibert) et a ses indications spéciales, surtout dans la période tertiaire.

II. Par la peau :

1° Frictions, c'est-à-dire frottement de la peau successivement avec 4 grammes (pesés) d'*onguent napolitain* (mercuriel double) chaque soir, au moment du coucher, sur les parties latérales du tronc, la face interne des bras et des cuisses, de façon à ne revenir que tous les cinq jours sur une de ces parties.

La friction doit être continuée pendant *dix minutes* (à la montre), puis on recouvre la partie enduite d'onguent, d'ouate recouverte extérieurement de taffetas chiffon.

Le lendemain matin, lavage au savon et à l'eau chaude, puis application de poudre d'amidon.

Prendre un grand bain tous les deux jours et suspendre suivant les prescriptions du médecin.

Cette médication, qui a l'inconvénient d'être occupante et sale, est très active. Elle provoque assez fréquemment des stomatites (salivation) et des diarrhées, elle doit donc être très surveillée. On l'emploie surtout dans la syphilis grave et dans la syphilis héréditaire précoce.

2° Les *emplâtres mercuriels* servent à la fois de pansement et de mode d'administration du mercure.

Les *bains de sublimé* (1 à 2 grammes par bain d'enfant) sont réservés au nourrissons.

III. Par la respiration. — Procédé peu employé. On fait usage de flanelles imbibées de mercure qui sont enfermées dans un sac de toile d'où s'échappent des vapeurs mercurielles. Ces sacs sont placés la nuit près du malade.

IV. Par le tissu cellulaire sous-cutané. — Les solutions employées sont très nombreuses, mais ce traitement doit être réservé à des cas exceptionnels, n'étant pas sans danger.

Accidents produits par le mercure.

La stomatite, dont la salivation est le signe le plus important, se produit rarement chez les individus prenant un soin scrupuleux de l'hygiène buccale (suppression du tartre, des chicots, gargarismes au chlorate de potasse à 2 % après les repas et matin et soir). Prendre, en outre, quelques pastilles de chlorate de potasse dans la journée. Quant à la diarrhée, on la préviendra par une bonne alimentation (pas de mets faisandés ou trop épicés) et par l'emploi des opiacés.

3° Iodure de potassium.

Historique, absorption, élimination, doses.

L'emploi de l'iodure est beaucoup plus récent que celui du mercure.

C'est vers 1837 qu'il fut d'abord préconisé en France par Ricord.

La dose moyenne est de 2 à 4 grammes ; on commence par 1 gramme et on peut atteindre 10 et même 12 grammes.

La solution du professeur Fournier, qui représente 1 gramme par cuillerée à soupe, a l'avantage d'être assez agréable au goût :

Iodure de potassium,	25	grammes.
Sirop simple.	350	—
Anisette de Bordeaux,	150	—

Les doses doivent être fractionnées dans la journée et prises avec du lait ou de la bière (un verre par cuillerée). L'élimination se fait très rapidement (quarante-huit heures au maximum) par les urines, la salive, les matières fécales, par les larmes, d'où d'indication de ne pas faire de pansement au calomel sur le gland ou les yeux, lorsqu'on prend de l'iodure, car au niveau de ces points, l'iodure éliminé formerait un iodure de mercure très caustique. Il importe, d'autre part, de veiller à ce moment sur l'état du tube digestif et de la peau.

L'emploi des globules Fumouze, qui ne se dissolvent que dans l'intestin, nous a semblé donner de bons résultats, au moins pour des doses ordinaires (1 à 2 gr.). Elles ont le grand avantage de supprimer complètement le goût de l'iodure qui rend la médication si pénible à certains malades.

Accidents provoqués par l'iodure.

Le plus fréquent est le rhume de cerveau ; on a chance de le prévenir en faisant prendre au malade, avec les premières doses, des pilules d'atropine de 1/2 milligramme à la dose de 2 par jour pendant trois jours.

L'urticaire et l'acné se produisent surtout chez les individus qui ne font pas usage du tub, ne prennent pas assez souvent des bains, ou ne surveillent pas suffisamment leur alimentation.

Pour ménager l'estomac, il y a souvent intérêt à associer les frictions mercurielles à l'iodure, au lieu de donner des pilules.

4° Hygiène et médication adjuvante.

Vie réglée, bonne nourriture, aucune boisson distillée, séjour autant que possible à la campagne, station d'altitude, mer, grande propreté de toute la peau. Exercice, hydrothérapie froide ou chaude (notamment contre les douleurs ostéocopes).

Comme médicaments, entre les périodes de traitement spécial : *arsenic* chez les lymphatiques ; *fer* chez les anémiques ; *bromure* chez les nerveux.

Entretien méticuleux des dents et suppression *absolue* du tabac, qui a une action très nette sur l'apparition et la répétition des plaques muqueuses et les altérations de la langue. On supprimera, dans le même but, tous les aliments irritants (poivre, vinaigre, alcool) et on aura soin de se rincer la bouche après tous les repas.

5° Eaux minérales.

Les eaux sulfureuses étaient employées comme médication d'épreuve attestant, par l'apparition ou non d'une manifestation, la cessation de la maladie. C'est là une garantie illusoire et non sans danger, car, d'une part, des accidents syphilitiques peuvent très bien se produire alors qu'une saison aux eaux n'en a pas produit et, d'autre part, des accidents cérébraux graves peuvent apparaître sous l'action de ces eaux.

Il convient donc de réserver les eaux sulfureuses aux affections de la gorge à marche trop lente et les eaux iodurées (Bondonneau) aux accidents tertiaires à marche chronique.

Pour avoir des résultats rapides dans les syphilides malignes, on peut accompagner la médication mercurielle et iodurée de douches de vapeur suivies de bains sulfureux.

XII. — TRAITEMENTS LOCAUX

Traitement du chancre.

Général. — Abstinence d'alcools, repos (pas de grandes marches, de bicyclette ni de danse).

Local. — Propreté méticuleuse, bains généraux et locaux.

Pansement trois fois par jour avec de l'ouate et de la pommade au calomel (1 gramme pour 10 grammes de cold-cream). A chaque pansement, laver à l'eau tiède le chancre, puis l'assécher avec de l'ouate hydrophile. Sur le fourreau, remplacer le pansement par des bandelettes de Vigo.

Plus tard on emploiera les pansements secs (poudre de bismuth ou d'oxyde de zinc).

Soins pour diminuer la chute des cheveux.

La coupe des cheveux n'amène aucun bon résultat, la seule mesure préventive consiste à ne pas faire usage du peigne fin, ni de brosses dures, et à ne pas tirailler les cheveux par des coiffures compliquées.

Soins à donner à certaines lésions de la peau et de la bouche.

Pour hâter la guérison des syphilides cutanées, on emploiera les bains simples quotidiens; lorsqu'elles seront réunies en foyers, l'onguent napolitain rendra des services; s'il existe des fissures, utiliser le taffetas de Vigo, la liqueur de Labarraque, coupée d'eau au cinquième. Lorsque la bouche ou la gorge sont irritées, des bains de bouche, des gargarismes, avec de la tisane de guimauve et de pavot, soulagent beaucoup le malade. Au besoin, on fera usage de pastilles de cocaïne.

XIII. — TRAITEMENT DE LA SYPHILIS HÉRÉDITAIRE

1° Syphilis héréditaire précoce.

1° Préventif. — Traitement de la mère pendant toute la durée de la grossesse.

2° Curatif. — Allaitement au sein par la mère ou par une nourrice syphilitique aidée par du lait stérilisé.

Frictions avec 1 gramme d'onguent napolitain sur la plante des pieds ou bains au sublimé (1 gramme par bain).

Iodure de potassium en cas de convulsions.

2° Syphilis héréditaire tardive.

Iodure de potassium. Bains de mer, huile de foie de morue.

QUATRIÈME SECTION

PRÉCAUTIONS A PRENDRE POUR ÉVITER LES MALADIES VÉNÉRIENNES CONTAGIEUSES

Situation sociale.

Croire que la situation sociale de la femme vous préserve de toute possibilité de contagion est une illusion.

« Les maladies vénériennes se rencontrent à peu près également dans toutes les classes, depuis les plus humbles jusqu'aux plus élevées » (Fournier). Un cinquième au moins des femmes qui se présentent à la consultation privée des syphiligraphes ont été contagionnées par leurs maris et elles contagionnent à l'occasion leurs amants. Les habitudes de débauche de l'époux sont souvent même le prétexte qu'elles donnent à leur propre inconduite.

D'autre part, il ne faut pas oublier que nombre de femmes ignorent la gravité du « petit bouton » qu'elles ont aux parties ; que d'autres considèrent comme une vengeance légitime de répandre une maladie qu'on leur a sans remords donnée à elles-mêmes. Témoin la réponse d'une prostituée, que rapporte le professeur Fournier dans son beau livre *Syphilis et Mariage* : « Oui, j'en ai vérolé plus de cent. On me l'avait donnée, je l'ai bien rendue ».

Plus une fille publique est jeune, plus elle a de chances d'être atteinte d'une syphilis récente. Une maîtresse déjà âgée offre moins de risques de vérole, mais autant de chances de blennorrhagie ou de chancre mou.

Le condom (capote anglaise) atténue un peu le plaisir, mais préserve de la blennorrhagie et, dans une forte proportion, de la syphilis et du chancre mou. Les chances de contamination très fréquentes par la *bouche* persistent, ainsi que celles par une lésion humide de la peau, mais celles-ci sont beaucoup plus rares.

On ne doit jamais embrasser une femme sur la bouche et éviter autant que possible ses propres baisers.

Si on ne peut employer le condom, il faut, avant d'avoir un rapport, faire laver la femme avec une solution de sublimé qu'on peut faire instantanément avec une feuille de papier au sublimé (dont le dosage inscrit sur la feuille varie entre 0,50 et 1 gr.) sur lequel on versera un litre d'eau chaude ou même froide (attendre alors dix minutes la dissolution).

On aura soin soi-même : 1° d'enduire la verge de vaseline (on vend des tubes de cette substance du volume d'un tube de couleur) ; 2° de ne pas s'attarder dans le coït ; 3° de toujours le *terminer*, ce qui balaye l'urètre ; 4° d'uriner ensuite dans le même but, en ayant soin d'interrompre la miction par la fermeture du canal, de façon à rendre le jet plus intense ; 5° de laver la verge avec la solution de sublimé et d'en laisser tomber une goutte dans le canal.

Ces précautions donnent des résultats beaucoup moins sûrs que le condom, mais cependant des plus utiles.

Examen.

Un homme surexcité par le désir vénérien n'a guère le sang-froid nécessaire pour examiner une femme.

Cependant il fera bien de se défier si la femme présente une éruption quelconque sur la peau ou si elle perd abondamment ses cheveux (syphilis), si elle a des ganglions dans l'aine (syphilis et blennorrhagies). Se garder de consentir à des rapports exigés (par pudeur) dans l'absolue obscurité. Il y a grande chance, dans ce cas, que l'innocente possède des plaques muqueuses.

Les chances de la contagion sont accrues : 1° si une excitation prolongée avant le coït accroît la sécrétion des glandes vulvo-vaginales, et si on multiplie le contact avec l'orifice de la vulve (ouverture de l'urètre) ; 2° si les rapports ont lieu immédiatement avant ou après les règles, moment où une blennorrhée, très atténuée en temps normal, est exaltée par l'écoulement sanguin.

CINQUIÈME SECTION

MALADIES VÉNÉRIENNES NON CONTAGIEUSES

I. — HERPÈS GÉNITAL

Siège.

L'évolution de l'herpès varie suivant qu'il siège sur la peau du prépuce ou sur la muqueuse du gland et du prépuce. Chez la femme, il a pour siège la vulve.

Signes.

Sur la peau, on voit paraître une tache rosée arrondie sur laquelle se produit une petite cloque de la grosseur d'un grain de millet, contenant un liquide transparent puis jaunâtre, qui se dessèche en formant une croûte mince, laissant après sa chute une surface où la peau, d'abord rouge, redevient ensuite normale.

Sur la muqueuse, la cloque se crève de bonne heure en découvrant une petite érosion superficielle à bords taillés à pic (fig. 34, A), à fond lisse et rouge, à base molle et laissant suinter un liquide transparent, aqueux, abondant. Les érosions peuvent se réunir en formant une érosion composée à contour constitué par une réunion de petits arcs de cercle.

L'éruption se fait en une seule fois; le plus souvent il n'existe que peu de plaques, mais elle peut, dans certains cas, être confluente.

Il existe avant et pendant l'éruption une sensation de brûlure qu'accroît le passage de l'urine sur les érosions.

Lorsque les plaques sont nombreuses, il se produit un gonflement des tissus et même du phimosis.

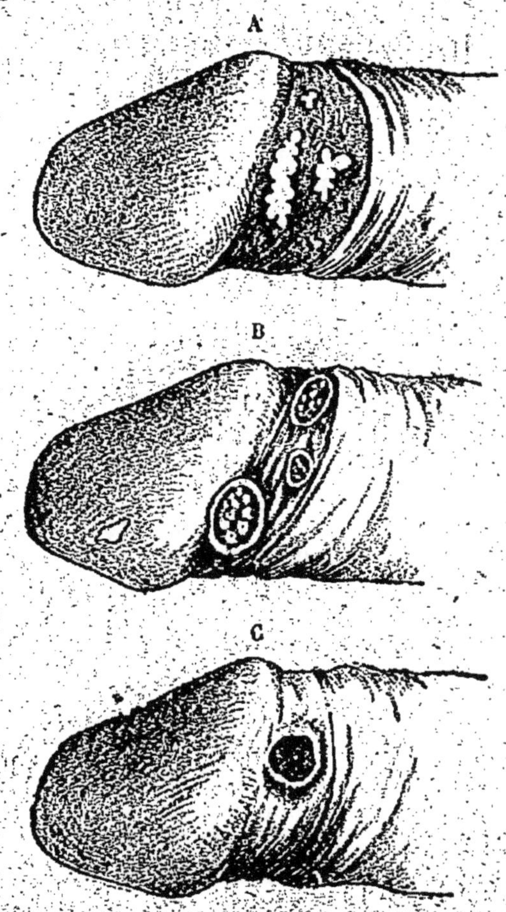

Fig. 31. — A, Herpès; B, Chancre mou; C, Chancre syphilitique.

La durée de la maladie varie entre cinq et dix jours.

L'herpès peut se produire une seule fois ou récidiver à des intervalles variables, notamment pendant la jeunesse, à l'occasion d'un excès de table, d'une longue marche, et surtout d'un coït avec une maîtresse nouvelle chez l'homme, des règles chez la femme; il se produit aussi simultanément avec une blennorrhagie ou un chancre syphilitique.

Traitement. *Herpès récidivant.*—Tremper de la tarlatane dans une solution formée d'eau et d'alcool, 50 grammes de chaque et résorcine, 2 grammes (Berdal).

Beurrer avec vaseline, puis poudrer avec amidon et bismuth. Pour durcir la muqueuse, employer les bains de verge avec la solution d'alun (50 par litre) ou d'eau blanche (1/3 pour 2/3 d'eau).

Régime sévère, arsenic, huile de foie de morue.

Caractères distinctifs de l'herpès, du chancre mou syphilitique et du chancre.

Caractères de l'herpès (fig. 34, A) : ordinairement il n'existe pas d'induration de la base ni de ganglions (s'il en existe ils disparaîtront rapidement), les contours sont irréguliers ; les lésions multiples et éparses sont précédées antérieurement par des lésions analogues, l'évolution et la cicatrisation sont rapides.

Caractères du chancre simple (fig. 34, B) : en général, les lésions sont multiples, l'ulcération est large et profonde, les bords sont entaillés et forment arête ; le fond est inégal, jaunâtre, à sécrétion très abondante, la base est molle ; il n'existe pas de bubon ou celui-ci s'enflamme rapidement et suppure. Enfin la sécrétion du chancre peut être inoculée au malade et provoque un nouveau chancre mou, ce qui est impossible avec le chancre syphilitique.

Caractères du chancre syphilitique (fig. 34, C) : lésion ordinairement unique, ulcération peu profonde (érosion) très petite, à bords non décollés, le fond est d'une coloration rouge foncé (chair de jambon) et présente une sécrétion peu abondante. La base est très dure. Les ganglions les plus voisins demeurent durs et l'un d'eux est plus volumineux, mais ils ne suppurent pas.

Possibilité d'erreurs. — Ces signes semblent devoir différencier nettement les trois affections et dans les cas les plus habituels la chose est facile, mais il en est d'autres où il en est tout autrement. Les lésions peuvent être altérées par diverses causes, d'autre part, il peut y avoir simultanéité de deux ou même des trois lésions, le diagnostic, au moins au début, est donc très délicat.

II. — URÉTRITE SIMPLE

L'*urétrite* simple peut être provoquée par des microbes autres que *le gonocoque*. L'infection est due aux bactéries du vagin ; elle est rare. L'évolution est beaucoup plus rapide que pour la blennorrhagie (quelques jours), l'écoulement et la douleur très atténués.

L'urétrite due au cathétérisme, à l'ingestion de cantharides, à des injections irritantes, guérit également très vite.

III. — VÉGÉTATIONS

Signes.

Ce sont des excroissances se produisant chez l'homme (rainure du gland ou gland) ou chez la femme (face interne des grandes lèvres, deux faces des petites lèvres, pourtour du clitoris, muqueuse du vagin). On les observe aussi dans les deux sexes autour de l'anus et sur le périnée. Tantôt ces végétations sont *plates*, et alors plus ou moins arrondies, isolées ou groupées, tantôt *saillantes* en forme de poireaux, de crêtes de coq ou de choux-fleurs. Les troubles fonctionnels sont presque nuls, de sorte que la lésion, chez les individus négligents, peut prendre un assez grand développement avant qu'ils s'en aperçoivent.

L'évolution est très variable, elle peut être très rapide, notamment chez la femme enceinte, et la repullulation peut suivre de près l'excision ; cette ténacité, assez rare du reste, fait l'ennui principal des végétations.

Traitement.

Pour les petites végétations, employer, en prenant soin de ne pas toucher les parties saines, l'acide acétique pur, l'acide chromique à 1/6. Pour les autres, on utilise la curette de Volkman.

IV. — PHIMOSIS

Etroitesse de l'ouverture du prépuce, qui ne permet pas la sortie de la couronne du gland.

Causes.

Il peut être *congénital* ou *acquis* et alors il est lié à la blennorrhagie, à un chancre simple ou syphilitique, à des plaques muqueuses, à des végétations, à de l'herpès ou de la balanite érosive ou diabétique, enfin à une cicatrice.

Signes.

Dans la forme *congénitale*, l'étroitesse peut être très variable, la situation se complique lorsque le prépuce est très long et que le méat est lui-même très étroit : l'urine peut ne s'écouler que goutte à goutte après de violents efforts, et l'incontinence surtout nocturne en est la conséquence.

Le phimosis, par l'absence de soins de propreté, provoque l'onanisme et gêne le coït, l'éjaculation se fait en bavant, d'où stérilité. Enfin, le phimosis prédispose à l'herpès, aux maladies vénériennes (blennorrhagie et chancres).

Le phimosis vénérien est peu serré ; il s'accompagne d'un gonflement et d'une rougeur variables, l'écoulement vient de l'urètre dans la blennorrhagie, du gland dans la balanite, les chancres, l'herpès, les végétations ; il a les caractères liés à ces lésions.

Traitement.

Circoncision.

V. — PARAPHIMOSIS

Signes.

Impossibilité de ramener sur le gland le prépuce (fig. 35), atteint de phimosis, après qu'il a été refoulé en arrière de la couronne qui, se gonflant, forme un point d'arrêt très prononcé. La gêne de la circulation veineuse amène une infiltration de sérosité, et la partie dorsale de la verge présente une série de bourrelets séparés par des sillons.

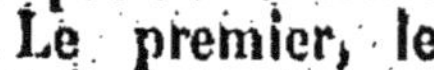

Le premier, le

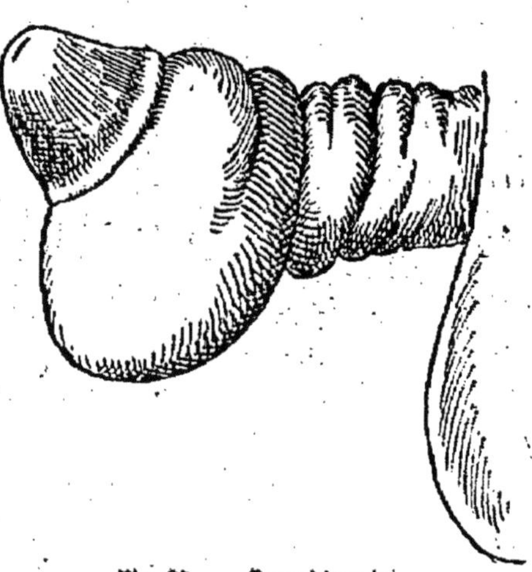

Fig. 35. — Paraphimosis.

plus volumineux, placé immédiatement après la couronne du gland, est constitué par la muqueuse du prépuce, le second, moins saillant, par la peau du prépuce. Au-dessous du gland, l'infiltration est au maximum et forme une sorte de jabot très volumineux. Le gland se relève en haut à angle plus ou moins obtus, le méat regarde en haut.

Si le prépuce peut être remis en place, tout se calme, mais dans le cas contraire, l'étranglement provoque, au niveau de la partie dorsale du prépuce, une mortification amenant une ulcération qui coupe le bourrelet annulaire en deux. Celui-ci s'affaisse alors et la cicatrisation se produit, tandis que le jabot diminue de volume, mais, se durcissant, laisse une déformation disgracieuse. Le gland, désormais découvert, s'irrite par les frottements.

Traitement.

Préventif. — Circoncision du phimosis chez l'adulte (le phimosis de l'enfance est souvent temporaire). Au cours des affections vénériennes, ne décalotter que pendant les pansements.

Curatif — Réduire.

VI. — PHTIRIASE OU POUX DU PUBIS (MORPIONS)

Commun dans toutes les classes de la société chez les individus à maîtresses multiples, la contagion se faisant d'ordinaire à l'occasion de l'acte sexuel.

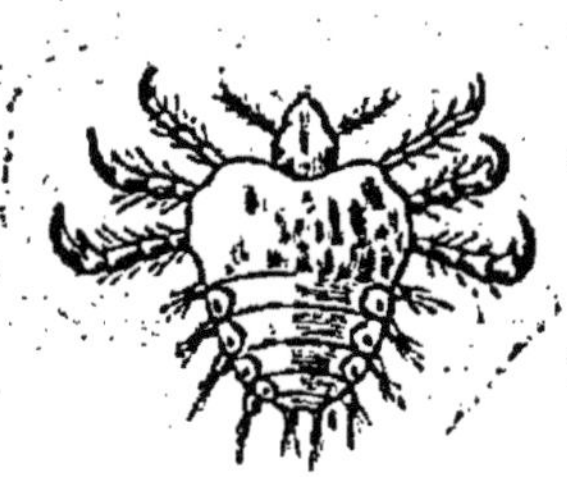

Fig. 30. — Pou du Pubis.

Les sièges habituels sont les poils du bas-ventre, le pourtour de l'anus, le haut des cuisses, mais ce pou peut envahir tous les poils du corps, sauf les cheveux.

On le trouve collé contre la peau, contre laquelle il reste immobile, sous forme d'une tache brunâtre. Une lame mince (extrémité d'un ciseau) le détache, et montre un pou large, très plat, de couleur gris clair avec le centre du corps brun-rougeâtre ; il est pourvu de grosses pinces roussâtres très crochues.

Sa présence provoque une légère démangeaison et la production de taches bleues, ardoisées, qu'on voit mieux obliquement au jour frisant. Des œufs ou *lentes* grisâtres et un peu piriformes adhèrent aux poils voisins.

Traitement.

Mouiller matin et soir, pendant quatre jours, les parties où se trouvent les morpions, avec sublimé : 1 gramme pour 300 grammes de vinaigre, puis passer le peigne fin pour enlever les lentes.

Si la personne supporte mal le sublimé, laver la région à l'eau savonneuse, puis l'enduire de : naphtol B., 10 grammes par 100 grammes d'huile et enlever les lentes avec un peigne fin, imbibé de vinaigre chaud, qui dissout les substances collant les lentes aux poils.

SIXIÈME SECTION

MALADIES SEXUELLES

I. — PERTES SEXUELLES

I. Historique des affections dites pertes sexuelles.

Les grands médecins de l'antiquité, Hippocrate, Celse, Arétée, avaient reconnu l'importance des écoulements de semence, et le plus illustre d'entre eux, Hippocrate, avait décrit sous le nom de « consomption dorsale » les désordres produits par les excès vénériens.

Mais ensuite, pendant très longtemps, les écoulements spermatiques furent confondus avec les écoulements blennorrhagiques.

Il faut arriver à Boerhaave et Van Swieten pour trouver une distinction entre les deux maladies, et c'est seulement en 1830 que Lallemand, professeur à Montpellier, dans son livre sur les « pertes séminales involontaires », qui fit à l'époque un bruit énorme, décrivit soigneusement l'affection en question. Malheureusement, l'action du soleil du Midi et l'absence des connaissances dues à l'emploi du microscope fit énormément agrandir le cadre de la spermatorrhée, dans lequel s'introduisirent des maladies tout à fait étrangères à cette affection.

Trousseau remit en partie les choses au point, puis une réaction excessive se produisit et, négligeant la manifestation locale pour ne voir que l'état général nerveux qui le plus souvent n'en est que la conséquence, tous les désordres furent attribués à la *neurasthénie* ; celle-ci venait alors de naître et chacun croyait devoir apporter sa contribution.

On est revenu aujourd'hui à une plus juste mesure et on a fait le départ de ce qui revient au nervosisme et aux trois affections locales : cowpérite, prostatorrhée, spermatorrhée.

II. Causes diverses des pertes.

Les diverses formes de pertes ont le plus souvent des origines communes.

On les rencontre de préférence chez des descendants de nerveux, d'alcooliques ou d'arthritiques qui, pendant leur enfance, étaient très excitables, et qui peuvent avoir même eu, pendant cette période de leur vie, de l'incontinence nocturne.

1° Causes prédisposantes.

Ce sont toutes celles qui ont pour résultat un état congestif de la région et de son voisinage : travail prolongé assis, équitation, *hémorroïdes*, *constipation* habituelle. On doit y ajouter le froid humide, une mauvaise conformation du prépuce (phimosis).

2° Causes déterminantes.

Elles ont une origine locale : 1° les *blennorrhagies* à la période aiguë et surtout à la période chronique compliquée ou non de rétrécissement de l'urètre ; et 2° l'*onanisme* et les *rapports sexuels* répétés à trop court intervalle.

L'abus des plaisirs vénériens, surtout lorsque, comme c'est le cas le plus fréquent dans l'onanisme, ils sont prématurés, provoque dans le centre génito-spinal de la moelle épinière et les nerfs qui en dépendent une facilité de réaction telle que l'excitation la plus insignifiante entraîne une évacuation soit de sperme, soit de la sécrétion des glandes annexes.

D'autre part, pour que l'acte génésique soit normal, trois facteurs doivent être associés : désir mental, créé par l'imagination, la vue, le souvenir, accumulation suffisante de liquide testiculaire dans les vésicules séminales, excitation locale des organes génitaux. Dans l'onanisme et dans les rapports vénériens trop répétés, les deux premiers facteurs font défaut, d'où l'action prépondérante et presque exclusive de la moelle épinière, à laquelle ne s'unit plus l'action modératrice du cerveau. Le fait est, du reste, prouvé par l'apparition des pertes la nuit, alors que le cerveau endormi n'exerce plus son rôle. Ce déséquilibre entre les actions de la moelle et du cerveau a pour résultat le nervosisme, la *neurasthénie*, qui, après avoir eu pour une de ses origines (souvent la principale) les excès vénériens et leur conséquence, la spermatorrhée, ou même les autres formes de pertes, réagit à son tour sur ces affections dont elle accroît l'importance. Dans son livre sur la famille névropathique, Féré a dit avec raison : « Ce sont quelquefois les circonstances extérieures qui déterminent la spécialisation des maladies nerveuses. Il se peut que si cette prédisposition diffuse, cet état névropathique indécis n'est pas mis en jeu par une excitation suffisante, le sujet reste irritable, mais sans état morbide caractérisé. »

Ajoutons que, lorsque la moelle agit seule, l'excitation nerveuse doit être plus forte et qu'elle est, par suite, plus fatigante.

La neurasthénie se développe d'autant plus facilement sur ce terrain, que l'individu, on l'a vu précédemment, y était déjà prédisposé par l'hérédité et que celle-ci a été elle-même une des causes de la répétition des actes d'onanisme.

Il existe enfin des spermatorrhées qui ont pour origine une grave affection nerveuse, *l'ataxie locomotrice* ; on la rencontre notamment chez d'anciens syphilitiques, mais c'est là une forme rare.

Le *prospermatisme* (éjaculation prématurée) a deux origines. Tantôt une excitation excessive du cerveau et de la moelle qui s'observe, en général, chez des jeunes gens ; tantôt une sensibilité exagérée du gland, complètement recouvert du prépuce, ou une lésion de la région prostatique de l'urètre due, en général, à une affection blennorrhagique insuffisamment guérie.

3° Causes occasionnelles.

Au début, tout au moins, la perte s'effectue sous l'action d'une compression soit d'avant en arrière (réplétion de la vessie), soit d'arrière en avant (réplétion du gros intestin) lorsqu'on dort sur le dos ou que le repos a été très prolongé. L'exposition des fesses à un feu ardent peut avoir un effet analogue.

III. Variétés de signes.

Nous étudierons successivement les diverses variétés de pertes sexuelles que nous séparons en quatre classes.

1° La *cowpérite*.

2° La *prostatorrhée* (prostatite chronique, engorgement des glandes prostatiques).

3° La *spermatorrhée* (spermatorrhée compensatrice, spermatorrhée vraie, simple et d'origine ataxique, spermato-cystite, colique spermatique, prospermatisme).

1° Signes de la Cowpérite.

C'est la forme la plus simple des pertes sexuelles. Le liquide qui s'écoule est toujours en quantité assez minime et ne se produit qu'à la suite d'une *érection* chez des individus ayant eu des rapports trop répétés et surtout chez d'anciens blennorrhagiques. Il est transparent, hyalin, c'est-à-dire a la couleur du verre ; il est filant, visqueux, et son caractère distinctif est de pouvoir s'étirer en *fils longs de plusieurs centimètres*.

Cette apparence spéciale le sépare du pus de la blennorrhagie et permet même d'affirmer que celle-ci n'existe pas ou n'existe plus, car lorsque le pus blennorrhagique est sécrété, le liquide de la glande ne l'est plus.

Le liquide cowpérien est toujours évacué sans qu'il y ait de secousse périnéale, et n'a jamais l'odeur du sperme proprement dit.

2° Signe de la prostatorrhée.

Prostatite chronique.

Quelquefois spontanément, mais d'ordinaire à l'occasion des selles, notamment lorsqu'elles sont évacuées difficilement, il se produit un *écoulement* d'un liquide blanc-laiteux, laissant sur le linge des taches larges irrégulières, presque incolores ou légèrement grisâtres, à reflets nacrés. Ce liquide sort de l'urètre par petites masses. Le médecin, en pressant la prostate, peut en certains cas en faire sortir par le méat. Parfois, les taches sont bordées d'un liséré bleu ou bleuâtre. On l'observe surtout chez les anémiques et les névrosés ; il est formé par un dépôt d'indigo qu'on retrouve dans l'urine, dans laquelle il suffit, pour le déceler, de verser de l'acide nitrique. Il se forme alors sur la ligne de séparation de l'acide et de l'urine, au-dessous du cercle brun, un cercle bleuâtre » (Picard).

L'urine (particulièrement les premières et les dernières gouttes) renferme des filaments blanchâtres, allongés, pelotonnés, ressemblant à des têtes de clous. S'il n'y a pas d'inflammation de la vessie concomitante, les troubles d'émission de l'urine sont insignifiants ; dans le cas contraire, on observe de fausses envies d'uriner, de la diminution dans la force du jet, qui peut même provoquer une sensation pénible.

Le plus souvent la prostatite chronique ne provoque qu'une certaine gêne, une sorte de malaise dans la région du périnée, de la partie inférieure de l'intestin et dans l'urètre ; mais on peut y observer de véritables douleurs qui s'accroissent par la position assise, la marche, la trépidation qu'occasionnent les voitures. Gros a noté des sensations bizarres : gouttes d'eau tombant par intermittence dans la partie profonde de l'urètre.

Lorsque la maladie se complique de spermatorrhée par extension de l'inflammation aux vésicules séminales (spermato-cystite), on observe les signes qui seront étudiés plus loin : fréquence puis cessation des érections, exagération puis disparition des sensations voluptueuses.

La préoccupation que donne continuellement au malade son affection, dont il exagère l'importance, et la fatigue qu'elle entraîne provoquent la perte de l'appétit, la diminution de la mémoire et de l'intelligence, l'hypocondrie.

Lorsqu'il n'y a pas complication de spermatorrhée, le liquide rendu, examiné au microscope, ne contient pas de spermatozoïdes.

Engorgement de la prostate.

Dans cette affection, l'écoulement du liquide et l'apparence des urines sont identiques au précédent, mais l'éjaculation est douloureuse par suite de la compression des conduits éjaculateurs, et les envies d'uriner sont très fréquentes.

3° Signes de la spermatorrhée.

Le mot a été créé par Lallemand, qui la définit « toute évacuation séminale abondante de quelque manière qu'elle ait lieu ». Pour Trousseau, la spermatorrhée ou perte *involontaire* est l'éjaculation se produisant en dehors de l'excitation érotique nécessaire. Nous la définissons l'évacuation involontaire de sperme en dehors des organes génitaux féminins, ce qui nous permet d'y comprendre le prospermatisme.

Spermatorrhée compensatrice de la continence.

La pollution qui se produit la nuit, après une longue période de continence, à la suite d'excitations morales (rêves, bal, lectures ou conversations légères) ou physiques (boissons épicées, lit très chaud et très mou, coucher sur le dos, constipation), accompagnée d'érection et d'un haut degré d'orgasme vénérien, indique plutôt un excès de santé que faiblesse et maladie. « Les individus (1) qui les éprouvent ressentent généralement à leur réveil un état de bien-être général succédant aux inquiétudes dont ils étaient auparavant tourmentés ; ils se sentent plus libres, plus dispos et, suivant leur expression, plus dégagés : ils sont dans la situation d'un homme qui a satisfait un besoin physique. Cependant, ces pollutions chez les individus bien portants et d'ailleurs chastes sont beaucoup plus rares qu'on ne le croit communément. Un homme, même très vigoureux, peut rester des mois entiers sans avoir de pollutions et, en général, si ce n'est dans la première jeunesse, ces pertes ne doivent avoir lieu que très rarement. Si elles se répètent tous les

(1) Trousseau, Cliniques de l'Hôtel-Dieu.

mois, tous les quinze jours, tous les huit jours, et lors même que le matin, après la pollution, on éprouve un sentiment de bien-être, on est déjà sur le penchant de la maladie. »

Nous avons voulu donner dans son entier la description de Trousseau, mais nous différons avec lui sur quelques points. L'évacuation de sperme par suite de continence, c'est-à-dire de réplétion excessive des vésicules séminales, peut s'effectuer dans certains cas sans aucune volupté, et quant à l'intervalle entre chaque pollution, il est très variable suivant les individus et ne devient assez grave, à notre avis, qu'au-dessous de quinze jours. Il y a à tenir compte, en outre, du nombre de ces pertes en plusieurs mois et des causes d'excitation qui ont pu les provoquer, mais nous estimons, avec Curschmann, que l'élément de beaucoup le plus important pour juger si ces pertes sont ou non maladives est la fatigue qu'elles entraînent. « Toute évacuation de sperme, même se produisant à intervalles éloignés, après laquelle l'individu se sent affaibli, abattu, souffre de la tête et se trouve moins apte aux travaux intellectuels », mérite attention et doit être traitée.

D'autre part, l'homme continent éprouve, dans certains cas, quelques troubles qui doivent être connus de façon à ne pas attribuer à la maladie ce qui est le résultat d'un excès d'abstention. « L'adolescent, a écrit Robin, éprouve d'abord un vague sentiment de malaise, de tristesse. Son esprit est sans cesse poursuivi par des désirs non satisfaits. Il éprouve bientôt des sensations locales pénibles, telles que douleur sur le trajet du cordon, sentiment de plénitude, de pesanteur dans les testicules », quelquefois une fréquence anormale de la miction.

Les troubles en question se produisent chez les continents qui ont fait usage des plaisirs vénériens plutôt que chez celui qui a toujours été continent. Des manifestations plus graves peuvent aussi alors être observées : idées mystiques, aberrations du sens génésique.

Il y a lieu de remarquer que la perte, suite de continence, est *toujours unique*. Le caractère nocturne est-il aussi absolu ? Nous ne le pensons pas et une excitation nerveuse, du reste érotique ou non, peut provoquer une perte pendant la journée, mais pour que cette perte ne soit pas maladive, deux conditions doivent exister : 1° l'individu s'est abstenu de rapports vénériens depuis une huitaine au moins ; 2° la perte s'effectue *exceptionnellement*. Ces pertes peuvent s'observer, par exemple, une fois au cours de longues fiançailles. Nous avons eu, d'autre part, l'occasion d'en observer un cas chez un individu qui, passant un examen d'admission dans une grande administration, avait eu à faire une série d'opérations mathématiques, très simples du reste, mais dont la répétition l'avait énervé.

Enfin, l'évacuation également *exceptionnelle* de sperme chez un individu continent et constipé, à l'occasion d'une selle difficile, est un phénomène normal et s'explique par la compression mécanique des vésicules séminales en état de réplétion. Cette expulsion peut se produire en bavant ou brusquement, et être accompagnée de sensations voluptueuses ; elle est due à la contraction brusque du releveur de l'anus qui, « en ramenant brusquement et énergiquement en haut le sphincter et la portion correspondante de l'intestin, concourt à aplatir le réservoir du liquide testiculaire contre la vessie (1) » (Robin).

Spermatorrhée vraie.

Les pertes sont d'abord exclusivement nocturnes, mais elles se reproduisent à des intervalles de plus en plus rapprochés, jusqu'à plusieurs fois dans la même nuit. Au début, elles succédaient à des rêves érotiques ou à des cauchemars et étaient accompagnées d'érections prolongées, pouvant même être douloureuses, avec sensation de pesanteur dans les lombes, de maux de tête ; plus tard, les pollutions n'ont plus lieu *activement* mais *passivement*, c'est-à-dire sans rêve, sans érection, sans que l'individu éprouve de sensations érotiques ; « bientôt il n'aura plus conscience de ce qu'il aura éprouvé pendant la nuit, et ne s'en apercevra qu'en trouvant le matin les traces du liquide séminal qu'il aura perdu ». « Au lieu alors d'éprouver, à la suite de l'évacuation, un sentiment

(1) Article Fécondation du *Dictionnaire encyclopédique des sciences médicales*.

de bien-être, ces malades éprouvent un sentiment de malaise, de courbature, de fatigue générale ; ils accusent de la pesanteur de tête, une certaine impression de vague, de trouble dans les idées, ils ont de l'inaptitude aux travaux de l'esprit et du corps » (Trousseau).

Il convient de rapprocher de ce tableau, celui tracé par Mauriac pour l'état de certains onanistes qui sont atteints d'une sorte d'excitabilité morbide avec érection continuelle. L'éjaculation peut se produire alors au moindre contact et sous la seule influence d'une pensée voluptueuse. « Cette *incontinence* spermatique, d'abord nocturne, puis diurne, peut avoir lieu avec une érection incomplète. »

Il y a lieu de remarquer que de trop nombreux rapports vénériens normaux peuvent entraîner des conséquences fort analogues à celles des pratiques solitaires. Nous avons eu l'occasion d'observer des spermatorrhées consécutives à des excès temporaires chez des officiers de l'armée coloniale qui, privés de femmes pendant de longs mois, s'étaient livrés à des excès à leur retour dans une ville. Des faits analogues sont fréquemment constatés dans les ports, chez des marins, à la suite, de longues croisières.

Mais revenons à notre spermatorrhéique. Après un certain temps, ses pertes ne se produisent plus seulement la nuit, mais le jour. Nous avons dit précédemment que l'émission exceptionnelle de sperme, coïncidant avec une selle, n'avait pas d'importance ; il n'en est pas de même quand cette perte devient *ordinaire* et non plus avec des selles très dures, mais avec des selles molles et même liquides et, en outre, avec les premières ou plus souvent les dernières gouttes d'urine. Dans ce dernier cas, les dernières gouttes sont épaisses, gluantes, visqueuses, elles empèsent le linge, et l'analyse microscopique y montre des spermatozoïdes. « L'urine, immédiatement après l'émission, contient de petites granulations demi-transparentes ressemblant à des grains de semoule ; elles n'adhèrent pas au fond du vase et se produisent avant le refroidissement du liquide.

Trousseau signale aussi une sensation de frôlement particulier que le malade éprouverait au passage du sperme, mais son imagination, toujours très surexcitée, peut jouer ici un certain rôle.

Il en est de même des « contractions spasmodiques, de la douleur le long de l'urètre, à la marge de l'anus ; d'un malaise général et d'une sueur froide accompagnée d'un sentiment de défaillance » dont se plaignent les malades ; tout cela est plutôt le résultat de la terreur du malade, de son nervosisme, que de l'émission de sperme.

Dans certains cas tout à fait exceptionnels, le spermatorrhéique évacue une grande quantité de liquide (le docteur Mollière, de Lyon, a eu l'occasion de voir un jeune homme qui perdait un demi-litre de liquide spermatique en vingt-quatre heures), mais il y a lieu de remarquer que dans la spermatorrhée abondante et même dans celle où la perte est médiocre, le sperme est beaucoup moins épais, presque fluide comme de l'eau, qu'il empèse faiblement les linges et ne contient que de rares spermatozoïdes ; ceux-ci ne sont souvent même pas arrivés au terme de leur évolution.

Le plus ordinairement, les pertes totales d'une journée ne dépassent pas la quantité de sperme qu'un adulte bien portant émet dans des rapports normaux, mais naturellement il faut tenir compte des pertes antérieures.

La déperdition d'un liquide organique, particulièrement riche en éléments figurés, a une action très déprimante, l'assimilation reconstitutive n'ayant pas le temps de réparer l'usure et cette reconstitution étant naturellement d'autant moins active que l'individu est plus affaibli.

L'impuissance est donc généralement la conséquence de la spermatorrhée soignée trop tardivement. Un cortège de phénomènes nerveux l'accompagne : l'individu se plaint de douleurs dans les lombes ; il devient pâle, s'amaigrit, ses yeux s'excavent, son nervosisme se marque par du vertige, un besoin continuel de mouvements, par une susceptibilité très grande pour les changements de température, par un essoufflement rapide après les exercices.

Des troubles digestifs avaient fait leur apparition dès le début de l'affection, ils s'accentuent progressivement (tiraillements d'estomac, dégoût de la nourriture).

Les pertes nocturnes se produisant souvent au début

de la nuit, les malades essaient de se tenir éveillés le plus longtemps possible, puis cette lutte contre le sommeil entraîne l'insomnie, d'où une nouvelle cause de fatigue et de nervosisme, le repos de la nuit étant indispensable pour calmer nos nerfs.

On ne peut s'étonner, dans ces conditions, que l'hypocondrie fasse son apparition ; elle se manifeste par des idées noires, le dégoût de la vie, l'impulsion au suicide ; l'intelligence s'affaiblit, notamment la mémoire ; la parole s'embarrasse et devient hésitante.

Spermatorrhée produite par une affection du cerveau ou de la moelle

La répétition du coït un grand nombre de fois (8-10) dans un court espace de temps implique souvent une névrose.

« L'acte vénérien ne peut être répété, dans l'état normal, coup sur coup, et chez les hommes qui possèdent cette apparence exagérée de vigueur virile il y a souvent spermatorrhée... La preuve de l'état morbide, en cette circonstance, est que chez les mêmes individus il a existé le plus souvent de l'incontinence d'urine à une époque antérieure et qu'il existe souvent encore des pertes séminales involontaires. Il y a donc, du côté des organes génito-urinaires, une névrose qui se dévoile par des manifestations diverses, lesquelles peuvent isolément ou simultanément se montrer dans les prodromes de l'ataxie » (Trousseau)

Avant d'aller plus loin, il importe de rappeler ici une distinction déjà faite plusieurs fois entre un acte qui se produit exceptionnellement ou à plusieurs reprises. Des jeunes gens et même des hommes déjà mûrs peuvent, *une fois par hasard*, s'être abandonnés, sous l'influence d'une excitation particulière ou d'une longue privation de plaisirs sexuels, à la répétition exagérée du coït, au cours de la même nuit, sans pour cela être fatalement atteints d'une névrose. Ces prouesses à l'état *isolé* sont épuisantes, mais n'entraînent pas ordinairement d'autre conséquence. Essayer de les recommencer par un ridicule amour-propre est très dangereux. Si, dans le cas de Trousseau, la moelle est *primitivement* malade, ces excès eux-mêmes réagissent à leur tour sur la moelle et peuvent avoir pour résultat une altération qui affaiblit puis détruit la puissance génésique et entraîne une impuissance plus ou moins définitive.

L'ataxique, pendant plusieurs mois et quelquefois même pendant plusieurs années, peut avoir chaque nuit cinq ou six rapports vénériens, puis, dès trente ou trente-deux ans, les érections et les désirs, si impérieux autrefois, disparaissent et sont remplacés par des pertes fréquentes. A ce symptôme, qui illusionne beaucoup de gens, viennent s'ajouter à un moment donné les troubles caractéristiques de l'ataxie, c'est-à-dire les douleurs fulgurantes dans les jambes, les douleurs en ceinture, les modifications dans la marche, la sensibilité, la vue.

D'autre part, Fournier, dans ses leçons sur la période préataxique du tabès syphilitique, a écrit : « Ces pollutions ne diffèrent pas de ce qu'elles sont en toute autre circonstance ; c'est-à-dire qu'elles consistent purement et simplement en des émissions involontaires de sperme et des éjaculations avec ou sans érection et le plus souvent sans érection. Elles sont, suivant le cas, plus ou moins fréquentes et se succèdent à des intervalles extrêmement variables. Elles sont presque toujours nocturnes et ont lieu pendant le sommeil. Souvent elles se produisent sous forme de crise, et il n'est pas rare de voir des malades ayant deux ou trois pollutions dans une même nuit, parfois même à quelques heures d'intervalle. Ces pertes se produisent habituellement sans besoins correspondants (1), sans continence préalable et le plus souvent sans excitation érotique, sans rêves. Non seulement ces pollutions se rencontrent avec une fréquence réelle dans la période préataxique du tabès, mais elles peuvent en constituer chronologiquement le premier symptôme. »

On verra au chapitre Thérapeutique la médication à faire, mais il y a lieu de signaler ici l'intérêt d'appeler l'attention des syphilitiques sur ce premier signe d'une affection qui, comme beaucoup d'autres, est d'autant plus curable que l'intervention est plus hâtive.

(1) Une pollution peut même se produire après un rapport vénérien avec une femme.

Prospermatisme.

On donne ce nom à l'éjaculation du sperme au premier contact des organes génitaux de la femme. L'évacuation de liquide souvent n'est pas seulement prématurée, elle peut en outre être douloureuse, notamment lorsque l'inflammation des vésicules séminales vient compliquer une prostatite ; le malade éprouve alors une sensation de chaleur, de brûlure, de déchirure, qui s'irradie au périnée, au méat et persiste un temps variable, laissant le malade fatigué et inquiet.

Fausses spermatorrhées.

Le professeur Pajot avait coutume de dire que les femmes réellement enceintes doutent quelquefois qu'elles le sont, mais que celles qui ne le sont pas, ne doutent jamais.

Il en est ainsi du faux spermatorrhéique. Quand il entre dans le cabinet du médecin, il affirme qu'il a une spermatorrhée et accepte difficilement que le praticien ne veuille pas le croire sur parole.

Le spermatorrhéique imaginaire est loin d'être rare, et nous ne voulons pas parler seulement des individus simplement atteints de cowpérite ou de prostatite, mais de ceux qui n'ont même aucune des formes de pertes, étudiées dans cet ouvrage, et sont simplement atteints de goutte militaire, suite d'une vieille blennorrhagie, ou ont été illusionnés par la présence de sels abondants dans l'urine (phosphates, carbonates, urates).

Ces pauvres diables n'ont, quoi qu'ils en disent, nullement perdu leur force, mais « ils redoutent de devenir malades » et se soignent souvent, depuis de longs mois, avec la quatrième page des journaux, les conseils donnés par des pharmaciens et par des charlatans.

Si on les interroge, on apprend que jamais personne n'a songé à analyser leur urine (l'examen visuel seul ne donne aucun résultat sérieux) ni à examiner les taches qu'ils croient du sperme ; que jamais non plus on n'a examiné les vésicules séminales et la prostate par le toucher rectal. On les a drogués à tout hasard et les différents traitements qu'ils ont successivement entrepris pour guérir une maladie qu'ils n'avaient pas, leur en ont donné une très réelle : ils sont devenus neurasthéniques et souvent aussi impuissants, ce qui les a naturellement encore plus convaincus de leur spermatorrhée. Or, cette impuissance a deux causes très simples : ayant l'esprit continuellement braqué sur leurs organes génitaux, ils ont eu des pertes nocturnes qui les ont fatigués. Allant alors voir une courtisane, ils ont essayé, sans succès, d'avoir un rapport vénérien et, dès lors, la conviction qu'ils sont impuissants les a mis hors d'état d'arriver à leurs fins avec des femmes, par le fait même de l'humiliation qu'ils redoutent.

Ajoutez à cela que leurs confidences ont souvent provoqué des moqueries de la part des amis et quelquefois le haussement d'épaules d'un médecin. Il est toujours plus facile de railler que de soigner, et bon nombre de gens estiment en avoir assez fait pour un parent, pour un ami, lorsqu'ils l'ont traité de malade imaginaire. Celui-ci souffre-t-il vraiment ? Ils préfèrent n'y pas croire que d'y aller voir.

La vérité est que si les maladies simulées sont de fausses maladies, les maladies d'imagination, c'est-à-dire provoquées par une idée fixe, sont des maladies parfaitement réelles et dont il convient de s'occuper d'autant plus hâtivement que la négligence à soigner ces affections les accroît autant et plus que toutes les autres.

Comme le dit fort justement Féré, si un de ces malades va consulter un médecin qui, sur l'énoncé de ses souffrances, lui réponde « Ce n'est rien ; un peu d'imagination », ce malade, qui s'est suggéré un trouble de santé, une douleur, et qui les sent réellement, acquiert la conviction que sa maladie n'est pas connue et « qu'on ne peut rien pour lui ». L'idée d'incurabilité devient d'autant plus intense qu'il a une plus haute opinion du médecin consulté, et par ce fait seul sa situation a empiré.

Le diagnostic n'est, du reste, pas toujours facile, et ce n'est, dans certains cas, qu'après des examens répétés d'urine et du liquide spécial évacué qu'on peut affirmer la variété de pertes ou son absence. On doit donc avoir toujours dans le souvenir la juste formule de Dugald-Stewart : Le scepticisme illimité est aussi bien l'enfant de l'imbécillité que la crédulité absolue. »

4° Signes de l'hémospermie ou hématospermie.

On donne le nom d'hémospermie ou d'hématospermie (du grec *haima*, sang et sperme) à l'éjaculation de sperme teinté de sang en proportion plus ou moins grande. Ce sang peut provenir 1° des *vésicules séminales*, et suivant l'ancienneté de l'hémorragie, la couleur du liquide varie alors du rose tendre au brun grisâtre; 2° de la *prostate* et de *l'urètre profond* et, dans ce cas, le mélange du sperme est moins intime avec le sang, qui se présente sous forme de stries rougeâtres.

L'hémospermie s'accompagne souvent d'une douleur au niveau de l'urètre profond, qui peut s'irradier, au périnée, à la partie inférieure de l'intestin et à l'anus. Cette éjaculation se produit, en général, prématurément dès le contact avec les organes féminins. Il y a donc à la fois hémospermie et prospermatisme.

Cet écoulement de sang peut être observé, du reste, à l'occasion d'une pollution nocturne banale, chez des individus atteints de blennorrhagie ou de rétrécissement de l'urètre, par suite de l'excoriation de la muqueuse de l'urètre. On l'observe aussi chez des vieillards et même les jeunes gens qui, après une période d'excès, restent dans une continence absolue pendant un temps assez long. Les causes communes à toutes les pertes (excès de coït ou d'onanisme) jouent ici un rôle important.

Lorsque l'hémospermie a pour siège les vésicules séminales, il peut y avoir soit inflammation desdites vésicules (*spermato-cystite*), soit oblitération par une sorte de petit calcul des canaux éjaculateurs (*colique spermatique*). Dans ce dernier cas, aux signes énumérés précédemment viennent s'ajouter des besoins fréquents et impérieux d'uriner très pénibles, des érections douloureuses; les urines, d'abord claires, peuvent devenir ensuite troubles et sanglantes.

IV Proportions relatives des diverses formes de pertes.

Contrairement à ce que pense le public, tous les spécialistes s'accordent avec nous pour considérer comme relativement rare la spermatorrhée vraie, isolée. En y comprenant les pertes séminales qui sont la première manifestation de l'ataxie, nous croyons lui faire la part large en lui attribuant un dixième des cas de pertes.

La forme la plus fréquente est la prostatorrhée qui, on l'a vu, peut, à un certain moment, se compliquer de spermatorrhée par extension de l'inflammation aux vésicules séminales. On ne peut s'étonner de cette fréquence, la blennorrhagie, qui provoque si souvent la prostatite chronique, étant considérée comme la maladie la plus répandue après la rougeole ! L'onanisme joue aussi un grand rôle dans son origine et chacun sait combien ce vice a d'adhérents, tout au moins dans la jeunesse.

La cowpérite est moins fréquente en apparence, par suite de la confusion établie entre elle et la goutte militaire.

V Traitement préventif et hygiénique.

Traitement préventif général.

Trois causes principales provoquent les diverses variétés de pertes : la blennorrhagie, les excès vénériens, l'onanisme. Nous avons peu à dire du traitement préventif des deux premières. Si nombre de blennorrhagies s'éternisent et produisent des complications, c'est trop souvent parce que les malades se soignent mal, par suite des sots préjugés sur les affections vénériennes, qu'ils demandent des conseils à tout le monde avant de s'adresser aux médecins. Quant aux excès vénériens dont l'ardeur du tempérament est moins souvent l'origine qu'un ridicule amour-propre, leur seul remède est le bon sens étayé par la connaissance des graves dangers qui ont été décrits dans ce livre.

L'onanisme nous retiendra plus longtemps, car son influence sur les pertes est prépondérante et une hygiène préventive sérieuse peut rendre ici de grands services.

Comment l'enfant prend-il des habitudes vicieuses? Par les mauvais conseils des camarades, par l'excitation inconsciente due à la malpropreté du gland. Cette seconde cause nous paraît de beaucoup la plus importante, car les attouchements qu'elle provoque enseignent l'onanisme à celui qui l'ignore et font répéter l'acte nuisible à celui qui sait. L'accumulation du smegma en dedans du prépuce n'irrite pas seulement ce point, mais l'odeur spéciale qu'il répand agit encore à distance sur le cerveau.

Or, ni dans la famille ni à l'école on ne donne en général à l'enfant le conseil de se laver le prépuce. « Oh ! docteur, y pensez-vous? ce serait lui donner de mauvaises pensées. » Si, depuis les premières années, on faisait laver ce point à l'enfant, il en prendrait l'habitude et n'aurait ni mauvaises pensées ni, ce qui est plus grave, ne commettrait de mauvais actes. Nous avons eu l'occasion de voir un homme intelligent, docteur en droit, très inquiet sur une maladie vénérienne, entourant la base du gland, et qui consistait dans un simple amas de smegma ; jamais aucun soin de propreté local n'avait été pris par lui. Ce fait n'est pas isolé ; il suffit d'interroger les médecins-majors sur cette question pour se rendre compte, au contraire, de leur extrême fréquence chez les conscrits arrivant au régiment.

Autrefois, dans les lycées, le lavage général du corps était inconnu et le malheureux enfant qui aurait eu l'idée saugrenue de se laver les parties génitales eût subi immédiatement la peine du cachot, dit séquestre ; on nous assure qu'aujourd'hui beaucoup d'établissements universitaires sont pourvus du bain-douche, et les inspecteurs d'académie nouvelle école insistent auprès des proviseurs sur la propreté. D'autre part, l'usage du tub se généralise tous les jours davantage dans les familles. Les larges ablutions d'eau froide et même d'eau chaude ne nettoient pas seulement, elles calment. Aussi est-il utile souvent de les répéter le soir au moment du coucher.

Les mêmes errements régnaient dans les collèges congréganistes et il s'y ajoutait une cause spéciale d'excitation : les conversations trop fréquentes sur des saintes. Le mysticisme religieux avait ainsi souvent des conséquences inattendues.

Le dortoir commun, l'insuffisance d'exercices physiques dans des cours trop étroites et dans lesquelles le bon genre consiste à se promener au lieu de jouer, avaient et ont probablement encore une influence considérable. Que dire des retenues pendant les récréations et les promenades (1)? C'est vraiment créer à plaisir l'onanisme que de supprimer ce minimum d'exercice à des enfants surexcités par le travail cérébral. L'oisiveté et les mauvaises lectures (notamment certaine églogue de Virgile) ont leur large part dans l'origine de l'onanisme ; l'enfant doit être occupé et on doit veiller au choix des ouvrages à mettre entre ses mains.

Traitement préventif spécial.

Les enfants, et notamment ceux prédisposés à l'onanisme par une hérédité nerveuse, ainsi que l'homme qui a eu des pertes ou qui est actuellement atteint de spermatorrhée, devront : 1° se coucher à des *heures régulières* sur un *lit dur* (matelas très bourré) et muni d'un oreiller de *crin* et de peu de couvertures, de façon à éviter à la tête et au corps un excès de chaleur énervante. Ils auront soin de se lever de bonne heure.

Ils doivent éviter toute nourriture trop échauffante, notamment les mets épicés, les spiritueux, le thé. Une réserve est à faire pour le café noir, qu'on pourra prendre à petites doses à midi mais pas le soir ; dans ces conditions, en général, il ne surexcite pas. Le dîner sera léger et on y boira peu.

La vie à la campagne, à la montagne, est excellente, avec marche de cinq ou six kilomètres chaque jour, les distractions ne sont pas seulement permises, mais à rechercher ; on supprimera l'équitation à cause de son action locale sur le périnée.

La constipation doit être combattue avec persistance, il est indispensable d'obtenir chaque jour une selle à la même heure : les pilules de cascarine, de podophylle, les grains purgatifs de Vals permettront d'obtenir ce résultat.

Si les mauvaises habitudes sont entretenues par une

(1) A l'école alsacienne, aucune de ces punitions n'existe et la discipline y est meilleure qu'ailleurs, c'est qu'on y fait appel continuellement à la dignité de l'enfant. Il est vrai que le nombre est restreint dans les classes (23-25). Il est imbécile de donner 50 élèves à un maître.

malformation locale comme une longueur exagérée du prépuce ou une irritation du voisinage (hémorroïdes), une opération s'impose ; dans certains cas, il suffit simplement de faire disparaître des oxyures de la marge de l'anus.

Traitement hygiénique général.

Dès que les pertes sont fréquentes, il y a lieu d'instituer le traitement hygiénique, qui comprendra les prescriptions précédentes et en outre l'hydrothérapie. On emploiera dans ce but les ablutions générales chaudes seules, puis suivies immédiatement d'ablutions générales froides ; et enfin les ablutions froides seules. Ce traitement peut être employé par tous et partout, on y substituera les douches si le résultat n'est pas suffisant. La gymnastique faite d'une façon rationnelle et les frictions sèches rendent également service.

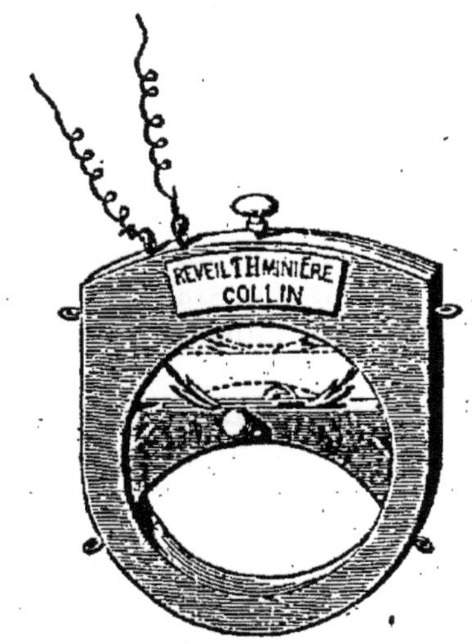

Fig. 37. — Réveil-électro-médical. Il doit être mis en contact avec une pile à sonnerie.

Traitement hygiénique local.

Aspersion froide ou douche locale sur la région périnéale et les bourses.

Emploi d'un avertisseur électrique (fig. 37) qui se met à sonner dès le début des érections nocturnes et prévient ainsi la pollution.

Trousseau avait conseillé un compresseur de la prostate et des vésicules, mais il est souvent très mal supporté.

VI Traitement curatif.

Cowpérite.

Les instillations d'une solution de nitrate d'argent au

niveau des glandes de Cowper sont le traitement préférable.

Prostatorrhée.

1° Il faut d'abord guérir complètement la blennorrhagie chronique et dilater les rétrécissements si, comme c'est le cas assez fréquent, ce sont là les causes premières de la prostatite chronique, origine elle-même de la perte. L'emploi des grands lavages au permanganate, des grosses sondes métalliques, associé à des instillations de nitrate d'argent, aura l'influence la plus bienfaisante et peut suffire à guérir à la fois les deux affections.

Dans certains cas, on fait usage pendant cinq à dix minutes des injections d'eau progressivement plus froides avec la sonde à double courant de Winternitz (Ultzman). Quelquefois elles sont mal supportées au début, mais plus tard, après un acclimatement assez rapide, elles réussissent souvent. Nous leur préférons cependant le massage simple ou l'électro-massage de la prostate, qui régularise la circulation dans cette glande et élimine les éléments nocifs.

Comme médicaments internes, on emploie la belladone, les bromures, le camphre et l'ergotine sous forme de pilules, de potions, de suppositoires.

Spermatorrhée.

S'il y a des restes de blennorrhagie, le traitement sera le même que pour la prostatorrhée, notamment les grands lavages de l'urètre.

Nous estimons, avec le docteur Orlipski (d'Halberstadt), que ces lavages sont également utiles lorsque l'affection a pour seule origine l'onanisme et qu'elle est produite par la parésie des conduits éjaculateurs : l'irritation mécanique thermique et chimique qu'ils produisent exerce sur les tissus élastiques et musculaires une action tonique des plus favorables. Ces lavages doivent être opérés une à trois fois par jour suivant les cas, à une température qui doit être plus froide ou plus chaude que celle de l'urètre. Quinze jours après la guérison et pour assurer celle-ci, un nouveau lavage devra être opéré.

Les instillations au nitrate d'argent sont encore ici le

traitement qui réussit le mieux, mais le traitement sur la moelle épinière devra s'y ajouter, notamment les applications de teinture d'iode, de térébenthine, les ventouses, les pointes de feu sur la région des lombes et les courants électriques.

Lorsqu'il y a excitation, le bromure, les bains de siège et les bains chauds prolongés, les douches chaudes (35-36°) générales, mais particulièrement à la colonne vertébrale, sont indiqués. On pourra y ajouter l'emploi de sacs de glace sur la région dorso-lombaire.

Si, au contraire, il y a atonie générale et notamment des muscles de l'érection, on utilise les bains de siège froids et les lavements froids, puis les douches percutantes sur la région lombaire, auxquels on associe les injections d'eau froide déjà recommandées pour la prostatite, avec la sonde de Winternitz. La strychnine ne peut être mise en usage qu'avec la plus grande réserve. On a obtenu récemment de bons résultats du citrate de cornitine. Brown-Séquard avait recommandé contre les pertes les injections de liquide testiculaire imaginé par lui. Des observations de savants de la valeur de Cornil, Laveran, Variot, Henocque, faites sur des cas d'affections nerveuses, attestèrent les excellents résultats de cette thérapeutique. Depuis, alors que l'idée de Brown-Séquard était généralisée à presque tous les sucs de l'économie et pour les affections les plus diverses, le liquide testiculaire, par suite d'exagérations manifestes, a perdu la vogue. Nous estimons injuste cet excès de défaveur après un excès d'enthousiasme. « Les actions du liquide orchitique, disait Brown-Séquard à l'Académie des sciences en 1893 (1), sont dues à deux espèces d'influences : par l'une le système nerveux, gagnant en force, devient capable d'améliorer l'état dynamique ou organique des parties malades ; par l'autre, qui dépend de l'entrée dans le sang de matériaux nouveaux, ce liquide contribue à la guérison d'états morbides par la formation de nouvelles cellules et d'autres éléments anatomiques. » Le tort fut de croire à une panacée universelle, alors qu'aujourd'hui comme hier, il n'y a pas de maladie, mais des malades, et, par suite, des mé-

(1) Séance du 24 avril 1893.

dications variables suivant les individus. Un succès excessif nuit souvent à un remède, puis on y revient en lui donnant la place plus modeste à laquelle il a droit, c'est le sort du liquide orchitique. Quant à l'impuissance suite de la spermatorrhée vraie ou fausse, c'est surtout à l'emploi successif des courants continus et des courants faradiques que les malades devront leur guérison.

II. — ANAPHRODISIE OU FRIGIDITÉ ET IMPUISSANCE

Signes.

L'*anaphrodisie* (du grec *a* négatif et *Aphroditè*, Vénus), ou *frigidité*, est « l'absence congénitale ou acquise de l'éréthisme génital nécessaire à l'accomplissement régulier des fonctions sexuelles. Or, cet éréthisme normal se manifeste de trois manières différentes : 1° par l'appétit vénérien ; 2° par l'orgasme qui met l'appareil dans ses conditions physiologiques de fonctionnement ; 3° par la sensation qui satisfait le désir et constitue en quelque sorte l'élément cérébral ou volontaire de sa réapparition ultérieure. L'anaphrodisie existe aussitôt que l'une de ces conditions de l'acte sexuel normal vient à manquer » (Fonssagrives).

Virey, dans le *Dictionnaire des sciences médicales*, a donné un portrait exact du frigide : « Le teint est d'un blanc fade, les cheveux très blonds ou blancs et déliés, les yeux d'un gris pâle et faibles de vue au grand jour, une chair humide et flasque, une peau très lisse ou presque sans villosités, sans barbe, ni poil aux diverses parties du corps, un tissu cellulaire mou et graisseux, aussi développé que chez les femmes, des formes arrondies, féminines, gracieuses, des épaules serrées et des hanches larges, avec un ventre proéminent, un caractère peureux, une démarche molle, des habitudes efféminées, une voix grêle et aiguë. Ce type d'homme se rapproche donc, à beaucoup d'égards, de l'eunuque, quoiqu'il puisse avoir d'ailleurs des parties sexuelles en apparence bien conformées. » Est-ce à dire que le frigide présente toujours ces apparences? L'absolu n'existe pas plus en médecine qu'ailleurs et l'anaphrodisie, ou tout au moins la demi-frigidité, peut se rencontrer chez des individus à muscles volumineux et à système pileux très développé.

Pour la femme, chez laquelle la frigidité est beaucoup plus fréquente que chez l'homme, il n'existe pas de type déterminé; son impuissance n'est pas visible, son rôle étant plus restreint. Cette frigidité est, du reste, tout à fait indépendante de la fécondité : des femmes très ardentes ne possèdent que des ovaires très atrophiés et des femmes froides peuvent donner naissance à des douzaines d'enfants.

Causes.

La frigidité *congénitale* est liée au défaut de développemet des organes sexuels.

Pour Fonssagrives, les causes de *frigidité acquise* peuvent se partager en trois variétés qui répondent aux manifestations de l'éréthisme normal indiquées dans la définition de l'anaphrodisie :

1° *Celles qui éteignent le désir* : répulsion personnelle, travaux intellectuels excessifs et grandes émotions morales, continence prolongée, hypocondrie génitale, onanisme, spermatorrhée, satiété par abus, nourriture insuffisante, sensation de froid sur les reins au moment du rapport, usage des antiaphrodisiaques, diabète et affaiblissement général, enfin certaines intoxications (plomb, sulfure de carbone, tabac).

2° *Celles qui rendent incomplet l'orgasme génital* et provoquent l'*impuissance* proprement dite : insuffisance de rigidité du pénis par anesthésie des papilles nerveuses du gland, par paralysie isolée ou associée des muscles ischio et bulbo-caverneux ; par dégénérescence syphilitique, absence de descente ou tuberculose des testicules, tumeur du voisinage (hernies volumineuses).

3° *Celles qui enlèvent à l'acte sexuel son caractère voluptueux.* L'absence de sensation agréable est rare chez l'homme qui n'est pas arrêté par une des raisons précédentes.

A ces causes, il faut ajouter la *crainte* de la *frigidité*, qui provoque occasionnellement l'impuissance. Dans certains cas, elle provient d'un excès de désir, avec évacuation de sperme au simple contact de la femme, avant l'intromission, et qui peut encore être cause d'une perte séminale abondante la veille du rapport ; d'un sentiment de respect exagéré de la femme (mésaventure attribuée au comte de Guiches avec Henriette d'Angleterre) ; de la fatigue nerveuse produite par l'intensité même du désir ; mais avant tout du souvenir d'une insuffisance sexuelle antérieure. Dans ces conditions, il devient quelquefois impossible d'avoir des rapports avec une femme cependant désirée et la répétition des essais a un résultat nul, alors que les relations sont faciles avec une autre femme cependant indifférente.

« Je sais, dit Montaigne (1), que tel de qui je puis répondre comme de moy-mesme, en qui il ne pouvait cheoir soupçon aucun de foiblesse, ayant ouï faire le conte à un sien compaignon d'une défaillance extraordinaire, en quoy il estoit tombé, sur le poinct qu'il en avoit le moins besoing, se trouvant en pareille occasion, l'horreur de ce conte luy vint à coup si frapper l'imagination, qu'il encourut une fortune pareille, et de là fut subject à y recheoir, ce vilain souvenir de son inconvénient le gourmandant et le tyrannisant. »

Traitement.

Les aphrodisiaques, c'est-à-dire les moyens thérapeutiques susceptibles de stimuler l'appétit vénérien, sont les uns *indirects* et constituent simplement des reconstituants généraux : vie au grand air, nourriture abondante en viandes, réglée cependant de façon à éviter un embonpoint nuisible ; modération du travail intellectuel, exercice sans excès ; coca, kola, quinquina, fer.

Quant aux *aphrodisiaques directs*, les principaux sont les suivants :

1° *Hygiéniques alimentaires* : poisson et coquillages, poivre, gingembre, vanille, canelle, muscade, piment, champignons, truffes, bon vin, mais en quantité modérée, car l'excès amène un résultat inverse.

2° *Médication interne* : l'opium, mais à faible dose, car ici encore l'abus ou l'habitude entraîne l'anaphrodisie ; le

(1) *Essais*, livre I, chapitre XX.

phosphore, la noix vomique et la cantharide, mais ce sont là naturellement des médicaments dangereux.

L'*injection de suc testiculaire* agirait, de l'avis de son inventeur Brown-Sequard, à la façon des ferments solubles, des diastases qu'on retrouve dans tous les liquides organiques, mais en plus notable proportion dans ce suc; enfin il agirait encore en diminuant les réflexes morbides.

Pour Foehl, la spermine contenue dans ce liquide, sans être un oxydant, déterminerait une oxydation tant minérale qu'organique, par simple contact.

Enfin d'autres estiment que l'action constatée sur le système nerveux doit être rapportée aux phosphates que le suc testiculaire contient en abondance.

3° *Médication externe* : massage et faradisation électrique cutanée.

4° *Médication suggestive*. La suggestion est indiquée dans la frigidité nerveuse et l'histoire que raconte Montaigne d'une pièce portant un soleil prêtée à « un comte de très bon lieu » et qui lui fut fort utile pour lui permettre de remplir honorablement ses devoirs de mari, montre que son invention remonte à des temps très anciens.

III. — APHRODISIE. EXAGÉRATION DE L'APPÉTIT SEXUEL. SATYRIASIS. NYMPHOMANIE. PRIAPISME

L'*aphrodisie* est l'exagération maladive de l'appétit sexuel : chez l'homme, cet état prend le nom de *satyriasis*; chez la femme, de *nymphomanie*.

L'appétit normal des plaisirs vénériens est extrêmement variable non seulement d'un individu à un autre, mais chez le même individu, sous l'action du genre de vie, des occupations, des penchants affectifs, mais il a pour caractère d'être satisfait par le rapport sexuel. Dans l'aphrodisie, l'appétit génésique devient pour ainsi dire permanent. Cet éréthisme est la cause ou l'effet de l'incontinence, jamais, ou presque jamais, d'un excès de continence.

Causes.

L'oisiveté, la bonne chère, les aliments aphrodisiaques, les relations fréquentes avec des jouisseurs et des filles,

les lectures érotiques, les excès vénériens, des irritations locales (amas de sécrétions dans le prépuce, petits vers blancs à l'anus, prurit vulvaire), maladies du vagin, de l'utérus, des ovaires, maladies de la peau avec prurit. Affections cérébrales (hystérie, paralysie générale, manie, idiotisme) ; affections de la moelle épinière (ataxie locomotrice). Empoisonnement par la cantharide, le phosphore, le haschich.

Particulièrement fréquente dans la période d'activité sexuelle, l'aphrodisie peut se produire chez les vieillards et chez les enfants, notamment à l'époque de la puberté. L'apparition de crises de satyriasis ou de nymphomanie chez des personnes ayant eu jusqu'alors la vie la plus pudique doit faire craindre particulièrement la paralysie générale.

Signes du satyriasis.

Voici la description qu'en donne Bouchereau dans le *Dictionnaire des sciences médicales* : « Le satyriasis se caractérise par une agitation qui croît de façon à devenir de la fureur : d'abord, à l'heure du réveil et du coucher, des images voluptueuses s'offrent à l'imagination ; vagues, confuses, ces images prennent une forme, elles rappellent des personnes connues, ou sont des créations fantastiques, empruntées à des lectures antérieures ; les organes des sens sont exaltés, et péniblement affectés par les impressions extérieures ; il arrive des illusions, des hallucinations, des spasmes, des mouvements convulsifs ; l'impulsion est tellement puissante, le besoin si irrésistible, que des penchants au meurtre en sont la conséquence ; l'homme, ne pouvant assouvir la violence des besoins vénériens sur des femmes, s'adresse à des animaux, à des cadavres. » « La répétition fréquente et maladive de l'acte vénérien peut donner lieu à une sorte de folie nommée stupeur : c'est la conséquence de l'épuisement de l'organisme. »

Signes de la nymphomanie.

La description serait analogue, en tenant compte de la différence du sexe. Toute retenue disparaît, les regards sont hardis, le geste provoquant, la parole obscène et des femmes jusque-là pleines de retenue n'hésitent pas à solliciter effrontément des rapports vénériens en relevant leurs vêtements. L'excitation persiste pendant le sommeil. Quelquefois une dépression profonde succède à la crise et le désespoir d'une telle conduite détermine la malade au suicide.

Traitement.

1° Hygiénique. *Aliments*. Sobriété, suppression de l'alcool, des condiments (poivre, vanille, canelle, piments), du poisson, des coquillages, des truffes, des excitants diffusibles (menthe, anis).

Exercice. Il doit être modéré, car une fatigue excessive excite le système nerveux et supprime le sommeil.

Mode de vie. Suppression de toute lecture et de toute relation pouvant provoquer l'appétit génésique. Le mariage doit être déconseillé.

2° Médicaments. Le *camphre*, de préférence, en inhalation, le lupulin, la belladone, le *bromure de potassium* et le *café*, l'hydrothérapie.

Naturellement on cherchera à guérir la maladie qui a été l'occasion du satyriasis ou de la nymphomanie.

Priapisme.

Érection prolongée, ordinairement douloureuse et sans désirs vénériens.

Causes.

Inflammation de la vessie ou surtout de l'urètre (*corde* dure de la blennorrhagie).

Absorption de cantharides ; maladies de la moelle épinière.

Signes.

La rigidité de la verge est générale ou partielle, elle peut se produire chez des individus devenus impuissants.

Traitement.

Bromure de potassium à dose suffisante.

STÉRILITÉ

La stérilité est l'impossibilité de féconder (homme) ou d'être fécondée (femme).

Il convient donc d'étudier successivement les causes dans les deux sexes.

Stérilité chez l'homme,

La stérilité peut être due chez l'homme :

Soit à l'*absence de spermatozoïdes* : arrêt de développement des testicules, testicules non descendus dans les bourses ou cryptorchidie (cause non absolument fatale), orchite double à évolution atrophique (l'orchite des oreillons est curable) ;

Soit à un *obstacle dans les conduits* par lesquels passent les spermatozoïdes (épididymites) ;

Soit à une *mauvaise conformation* de la *verge* (hypospadias, épispadias) ;

Soit à l'*impuissance* (v. ce mot) ;

Soit à *l'âge*. Le Code permet le mariage aux jeunes gens à dix-huit ans et l'adoption aux hommes de cinquante ans, l'aptitude de la paternité est donc présumée n'exister qu'entre ces deux âges et, en fait, il en est généralement ainsi, les exceptions sont rares avant dix-huit ans, plus fréquentes après cinquante ; on a cependant des exemples de pères de onze ans et aussi de cent quinze ans.

Stérilité chez la femme.

La stérilité semble due à la femme dans un nombre de cas égal, mais non supérieur à celui des altérations des organes génitaux masculins,

I. Causes locales.

Quatre variétés principales des causes locales peuvent produire la stérilité chez les femmes, d'après Siredey et Hallopeau.

1° *Des troubles dans les fonctions de l'ovaire,* liées à

une altération de l'organe : évolution incomplète, inflammations (ovarites) et tumeurs diverses. Les anomalies dans le développement de l'organe ne se manifestent par aucun signe certain et constant. L'absence de règles (aménorrhée) coïncide avec cet état, mais peut exister chez des femmes possédant des ovaires très développés et une ovulation active. L'état rudimentaire des ovaires n'est pas lié à des modifications notables dans les formes de la femme. Il n'a aucune action non plus sur les appétits sexuels, qui peuvent être nuls chez des femmes qui démontrent la perfection de leurs ovaires par des grossesses, tandis que des femmes dont les ovaires, à l'autopsie, ont été reconnus très insuffisants s'étaient montrées, durant leur vie, de passionnées amoureuses. Il y a lieu de dire, du reste, que cette cause de stérilité est relativement rare.

2° *Des troubles empêchant l'élément mâle de rencontrer l'ovule* : obstacle à la migration des spermatozoïdes jusqu'aux points où doit se produire l'imprégnation, c'est-à-dire la surface de l'ovaire ou la portion la plus externe de la trompe. Cet obstacle est soit une étroitesse congénitale du col de l'utérus, qui est alors conique et pointu, et porte à son extrémité un orifice très réduit ; soit un rétrécissement du col qui, en outre, est bouché par un amas de mucosités épaisses dues à une métrite ; soit une déviation de la matrice ; soit une obturation des trompes à la suite d'une inflammation ; soit enfin une modification chimique du mucus vaginal qui devient acide, ce qui suffit à tuer l'élément mâle. Il y a lieu d'ajouter à ces affections le *vaginisme* qui provoque des douleurs si violentes au moment des rapports vénériens que la femme est obligée de s'y soustraire. Le vaginisme n'est, du reste, pas une cause absolue de stérilité, car il a suffi, dans certains cas, que le sperme ait été versé à l'extérieur de la vulve pour que la fécondation se soit produite.

3° *Des troubles apportés à la migration de l'ovule* qui, n'étant plus absorbé par le pavillon au moment de l'éclosion, ne passe plus par la trompe et la matrice, et, par suite, ne peut rencontrer le spermatozoïde que dans des conditions exceptionnelles. L'évolution peut s'opérer en dehors de la matrice (grossesses extra-utérines), mais le plus souvent l'ovule tombe dans le péritoine, où il est résorbé. La pelvi-péritonite, même légère, est l'origine ordinaire de cette migration défectueuse de l'ovule, par la suppression de l'épithélium à cils vibratiles qui doit conduire l'ovule et la formation de brides qui gênent les mouvements de la trompe. Souvent ces altérations sont dues aux fatigues des voyages de noces, au moment des premiers rapports vénériens, et à une fausse couche passée inaperçue.

4° *Des altérations de la matrice* gênant l'implantation de l'ovule (métrite). Ce sont ces dernières maladies, compliquées ou non de déviation de la matrice, qui jouent le rôle le plus important dans la stérilité. Pour certains auteurs, un tiers des femmes stériles sont atteintes d'antéversion, un tiers de rétroversion. Il semble que cette proportion est exagérée.

II. Causes générales.

Quelques maladies générales créent une inaptitude à l'ovulation, inaptitude qui, suivant la gravité des lésions, peut être absolue et permanente, ou relative et transitoire. Ces affections sont les suivantes : la phtisie, le rachitisme, la chlorose, la neurasthénie, la syphilis, l'intoxication alcoolique. Enfin les altérations de la constitution dues à l'âge, aux excès de travail ou de plaisir, l'amaigrissement ou l'engraissement excessifs peuvent influer grandement sur la stérilité.

Traitement.

La guérison est naturellement liée au traitement des maladies qui sont l'origine de la stérilité.

Comme traitement général : l'hydrothérapie, le massage général et local ; dans certains cas la bicyclette, les eaux minérales, notamment : Plombières, Néris, Salles-de-Béarn et Biarritz, et, chez les anémiques, les stations comme Forges, Bussang.

Lorsqu'il s'agit d'une déviation, le résultat désiré peut être obtenu par une situation spéciale à prendre pendant les rapprochements, situation appropriée à la forme de déviation. Lorsqu'il existe non une stérilité absolue, mais une apparente impossibilité de mener à terme une grossesse (fausse couche des premiers mois), le repos au lit, dès que la conception est soupçonnée, devient une nécessité sinon jusqu'à la terminaison de la grossesse, tout au moins pendant cinq et six mois.

D'autre part, certaines dispositions accessoires peuvent faciliter la fécondation. On a remarqué que le printemps, et notamment le mois de mai, était plus favorable à la conception.

Enfin, on a constaté que certaines femmes semblent plus aptes à procréer à une époque toujours la même. Des mères de famille ont toujours accouché dans le même mois. Lorsqu'une femme, après une grossesse heureuse, est restée plusieurs années sans avoir un nouvel enfant, cependant très désiré, il y a lieu de lui conseiller d'avoir un rapprochement à l'époque coïncidant avec la première conception : Sinéty, qui relate des cas où cette pratique a réussi, émet l'hypothèse que la femme primitive n'était peut-être fécondable qu'à certaines saisons de l'année, comme les animaux.

Quant à l'affirmation répétée dans certains livres que les femmes grasses et froides conçoivent plus facilement au printemps ou en été et que les femmes ardentes, maigres et nerveuses, seraient plus aptes à être fécondées en hiver, Sinéty ne la croit pas justifiée.

L'action du climat est, au contraire, très sérieuse, et nombre de femmes européennes ne peuvent procréer dans les pays chauds, alors que, revenues dans leur climat d'origine, elles reprennent leur fécondité.

SEPTIÈME SECTION

MALADIES URINAIRES

I. — CYSTITE

Complication fréquente de la blennorrhagie aiguë ou chronique.

Causes prédisposantes.

Etat général, diathèse (rhumatisme, lymphatisme, froid, fatigue) ; *cystite antérieure*; onanisme, coït, cathétérisme, injections mal faites (jet trop violent, instrument septique).

Signes.

Ils apparaissent, en général, vers la quatrième semaine et consistent dans :

1° Des *besoins impérieux* et *fréquents d'uriner*, pouvant se répéter d'une façon presque incessante et devenant très pénibles. La position couchée en diminue la fréquence.

2° De *la douleur à la fin de la miction*, avec besoin de pousser avec force les dernières gouttes. Les souffrances peuvent apparaître atténuées dès le début de la miction et se prolongent quelques minutes après sa terminaison.

3° La *coloration des urines* qui sont louches, plus ou moins laiteuses et dont les dernières gouttes peuvent être rougies par du sang ou même formées par du sang pur.

4° De la *rétention d'urine* qui est rare et disparaît en général rapidement sous l'action d'un bain.

5° Ou de l'*incontinence d'urine*, plus rare encore et également passagère. L'état général est lié à l'intensité de la maladie, à la fréquence, à la douleur des mictions et à l'insomnie qui peut en être la conséquence.

Évolution.

La cystite blennorrhagique a une durée qui varie entre trois et vingt jours, les signes allant en s'affaiblissant progressivement. Il n'est pas rare que la maladie passe à l'état chronique : les manifestations sont alors très atténuées, mais peuvent se réveiller, sous l'action du moindre écart de régime, surtout l'hiver.

Traitement.

Forme aiguë. — Repos à la chambre ou au lit. Régime sévère et au besoin régime lacté, aucun alcool. Diurétiques et boissons adoucissantes, bourgeons de sapin ou sève de pin Lagasse additionnée ou non de salicylate de soude (urine acide) ou d'acide salicylique (urine alcaline) à la dose de trois grammes par jour. Capsules de térébenthine (6 à 8 par jour) (chiendent, queues de cerises). Grands bains tièdes prolongés (une ou deux heures). Lavements lents prolongés d'eau chaude 40° à 45°, pendant vingt minutes à une demi-heure (fig. 38), après évacuation des matières par un premier lavement ordinaire. Purgation si ces derniers lavements ne donnent pas de résultats suffisants.

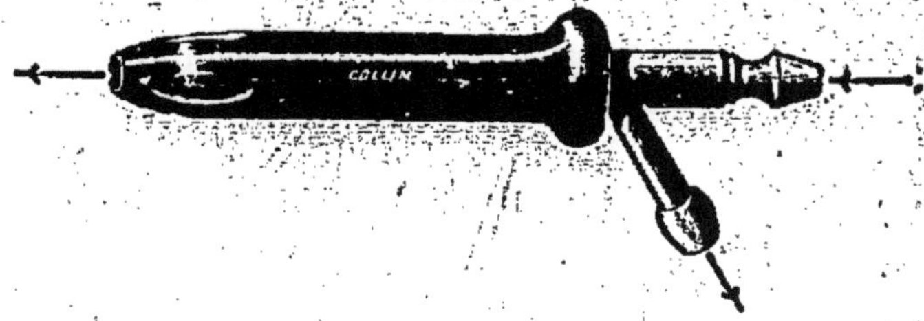

Fig. 38. — Appareil pour lavements prolongés.

Suppositoires belladonés, lavement de chloral, au besoin injection de morphine. Glace introduite dans l'anus à l'intérieur d'un condom.

Instillations de nitrate d'argent.

Forme chronique. — Grands lavages boriqués ou au nitrate d'argent (ces derniers suivis d'eau bouillie pour enlever l'excédent de nitrate).

Instillations au nitrate d'argent.

II. — HYPERTROPHIE DE LA PROSTATE

L'hypertrophie de la prostate est une lésion assez fréquente chez les personnes âgées, car 30 °/₀ des hommes de cinquante-cinq à soixante ans en sont atteints et 15 °/₀ en souffrent. Elle coexiste avec une altération des vaisseaux sanguins, l'*artério-sclérose*.

Lésions.

Le volume de la prostate (v. fig. 6 et 8, p. 10 et 12) peut s'accroître considérablement ; son poids, qui est en moyenne de 20 grammes, peut s'élever jusqu'à 300 grammes. La portion prostatique de l'urètre subit un allongement qui peut en doubler la longueur normale. Dans plus de la moitié des cas, l'hypertrophie frappe le lobe moyen qui forme au niveau du col de la vessie une saillie ordinairement médiane, quelquefois latérale. Cette saillie arrive à constituer une sorte de bourrelet transversal au-dessus de la paroi postérieure de l'urètre. Ce dernier est déformé, sa courbure est accrue et le bas-fond de la vessie est déprimé.

Les lobes latéraux sont aussi très fréquemment augmentés : si les deux le sont simultanément, l'urètre est aplati latéralement ; si l'hypertrophie n'occupe que l'un d'eux, le canal est rejeté vers le côté non développé et forme ainsi une courbe concave du côté malade.

On comprend, d'après cette description, que l'urètre peut, suivant le cas, subir toutes les déformations possibles. La prostate hypertrophiée fait saillie dans le rectum. La distension de la vessie par l'urine peut être considérable.

Signes.

Période de début. — Ordinairement il se produit d'abord une augmentation du besoin d'uriner, surtout la *nuit* et notamment dans ses dernières heures. Le jet a perdu de sa force, aussi l'émission est-elle longue à commencer, longue à se terminer et à la fin les dernières gouttes tombent en bavant. Quelquefois plus on fait d'efforts, moins on obtient de résultat, la constraction appliquant le lobe hypertrophié sur le col de la vessie.

Période d'état. — La rétention est d'abord *incomplète*, la vessie ne se vide qu'en partie à chaque miction, ses contractions étant insuffisantes, fait que démontre l'emploi de la sonde, qui donne beaucoup d'urine, alors que l'individu vient d'uriner ; le résidu de l'urine stagne et croupit. L'évacuation s'opère d'autant plus mal qu'on fait moins de mouvements, d'où la gène particulière des voyageurs en chemin de fer.

Puis la situation s'aggrave, le malade a de l'incontinence d'urine par regorgement ; d'abord nocturne, cette incontinence se produit ensuite le jour. La quantité d'urine, par suite de la congestion rénale, est, du reste, considérablement accrue : elle peut s'élever à 3.000 grammes par jour.

La rétention *complète* se produit à l'occasion d'un refroidissement, d'une fatigue, d'un excès vénérien ou de boisson, elle est souvent le *premier signe* apparent de l'hypertrophie.

Il faut avoir grand soin, dans ce cas, de ne pas vider complètement la vessie d'un seul coup, car la décompression brusque de la muqueuse peut entraîner une hémorrhagie (hématurie) qui peut, du reste, se produire spontanément chez les hypertrophiés.

Complications. — Elles sont la conséquence de la cystite, de la néphrite (inflammation du rein).

La cystite provoque de la douleur et de la gène : cette dernière se produit d'ordinaire vers le soir, avec perte d'appétit, sécheresse de la bouche, empâtement de la langue. Les urines contiennent du pus et ont une odeur ammoniacale très forte.

La néphrite peut provoquer les troubles de l'urinémie et entraîner la mort en quelques jours.

Le sondage, tout au moins au début, ne doit être fait que par un médecin.

Traitement hygiénique.

On doit s'efforcer de diminuer la congestion de la prostate en activant la circulation générale par les excitations de la peau. Si le vieillard a l'habitude de l'hydrothérapie froide, du tub, il doit continuer, mais en évitant les refroidissements.

Les frictions cutanées avec une flanelle imbibée d'eau de Cologne, les frictions sèches au gant de crin, rendent les plus grands services : le malade lui-même devra faire, au moins en partie, ces frictions, cet exercice lui étant très utile. On y associera le massage, notamment de l'abdomen, avec ou sans électrisation, qui a l'avantage de diminuer la congestion prostatique et en même temps de faciliter les selles. Dans le même ordre d'idées, le malade devra, chaque jour, s'astreindre à des promenades au grand air, continuer l'escrime et la gymnastique s'il en a l'habitude, mais sans aller jamais jusqu'à la fatigue.

L'équitation doit être interdite et aussi la bicyclette, tout au moins doit-on être très modéré dans cet exercice et le cesser au moindre trouble.

La chambre à coucher sera vaste, bien aérée et d'une température uniforme, mais non trop élevée, ce qui gênerait la circulation générale.

Pour éviter les refroidissements, les malades porteront de la flanelle, des caleçons et des chaussettes de laine et auront soin de bien se couvrir la nuit, lorsqu'ils se lèveront pour uriner.

On préviendra la constipation par des pilules laxatives (cascara, podophylin), la graine de lin, la magnésie calcinée, etc., en ayant soin de varier pour assurer un résultat satisfaisant qu'on cherchera à obtenir, de préférence par des aliments rafraîchissants (pruneaux, herbes cuites). On évitera, par contre, les aliments contenant des ferments ou des toxines (gibiers, fromages avancés), les crustacés, les moules, les huîtres, les poissons gras (maquereau, raie, saumon) ou les poissons desséchés, la charcuterie, les plats épicés et les condiments excitants (pickles, poivre, ail, piment). Le prostatique doit avoir une grande sobriété et prendre ses repas à des heures très régulières, les dîners en ville lui sont donc funestes. Il mâchera soigneusement ses aliments et ne prendra qu'une quantité très modérée de viandes, les végétaux (exception faite des tomates, de l'oseille et surtout des asperges) devant composer la majeure partie de ses repas. Le vin est permis à dose modérée et coupée avec de l'eau, mais le champagne, les grands Bourgogne, les muscats, lui sont nuisibles. Le cidre est autorisé.

Comme eau minérale, on donnera la préférence à Contrexéville, Martigny, Evian, Vittel.

Les rapports sexuels peuvent provoquer une congestion prostatique, notamment chez les personnes qui ont vécu depuis longtemps dans la continence. Le malade évitera de rester longtemps assis et de dormir sur le dos, il dormira plutôt sur le côté et fera son possible pour changer souvent de position dans son lit, dans lequel il fera le plus court séjour, ne se couchant pas de bonne heure et se levant tôt. Il est même quelquefois utile de couper la nuit par une promenade dans la chambre, après laquelle on aura soin d'uriner.

Il faut avant tout éviter de se retenir d'uriner, et satisfaire ce besoin chaque fois qu'il se fait sentir : on aura soin en conséquence, de prendre ses précautions dans toutes les circonstances où l'on peut prévoir un empêchement à pouvoir uriner (cérémonie, dîner), rechercher les wagons à couloir dans les chemins de fer. Le sondage devient difficile chez les individus qui ont trop attendu pour uriner.

Traitement curatif.

Cathétérisme. Electricité. Opération.

III. — RÉTRÉCISSEMENT DE L'URÈTRE

Diminution du calibre de l'urètre consécutif ordinairement à la blennorrhagie ou plutôt à la blennorrhée, car ce sont les écoulements de longue durée qui provoquent les rétrécissements. Ils apparaissent cinq ou six ans après la maladie, quelquefois plus tardivement, exceptionnellement avant deux ans.

Signes.

Quelquefois il subsiste un *écoulement* qui se réduit à une goutte de temps en temps le matin, surtout après des excès de boissons ou de coït.

Le *jet* d'urine est diminué de *volume* (plus ou moins filiforme), *déformé* (bifurqué, en vrille ou en éventail), diminué de *force* (impossibilité d'uriner droit contre un mur, urine tombant sur les bottes), et peut même sortir en bavant, goutte à goutte, quand le rétrécissement est très serré. Il est *lent* et *inachevé* (les dernières gouttes étant expulsées tardivement sur la chemise alors que l'urination semblait terminée).

Les besoins sont plus fréquents et incomplètement satisfaits, d'où des efforts plus ou moins pénibles pour uriner. Il se produit même quelquefois, notamment sous l'action du froid ou d'un excès de la *rétention d'urine*; dans d'autres cas, au contraire, on observe de l'*incontinence*, les sphincters étant forcés et l'écoulement se produisant goutte à goutte à travers le rétrécissement.

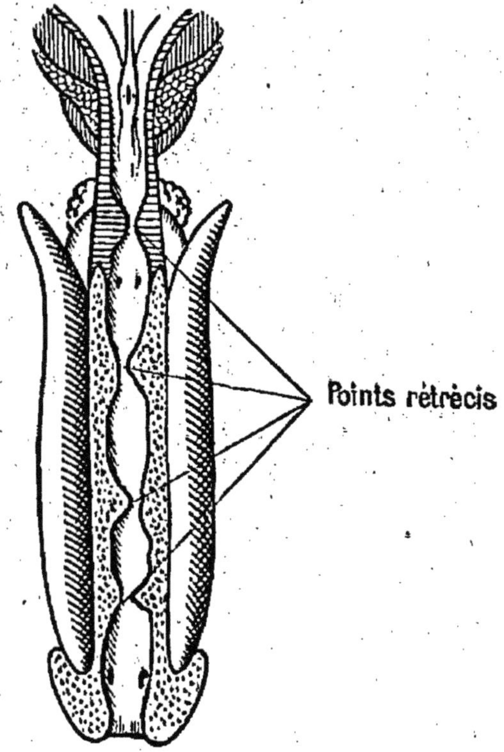

Fig. 39. — Rétrécissements de l'urètre.

L'*éjaculation* est souvent pénible, le sperme s'écoule lentement après la terminaison du spasme vénérien et peut même refluer vers la vessie.

L'exploration avec des bougies (fig. 40) permet de reconnaître des rétrécissements (fig. 39) dont un se trouve généralement au niveau du collet du bulbe (à 11-14 centimètres du méat suivant la longueur de la verge), et est toujours le plus étroit.

Les autres siègent, en nombre variable, le long de la portion mobile de l'urètre.

Traitement.

Dilatation lente progressive par des bougies en gomme (fig. 40) et en métal (Beniqué). Elle doit être opérée *exclusivement* par le médecin, car elle présente des dangers si elle n'est pas faite correctement et aseptiquement. Dans certains cas on est obligé à une opération (urétrotomie externe ou interne).

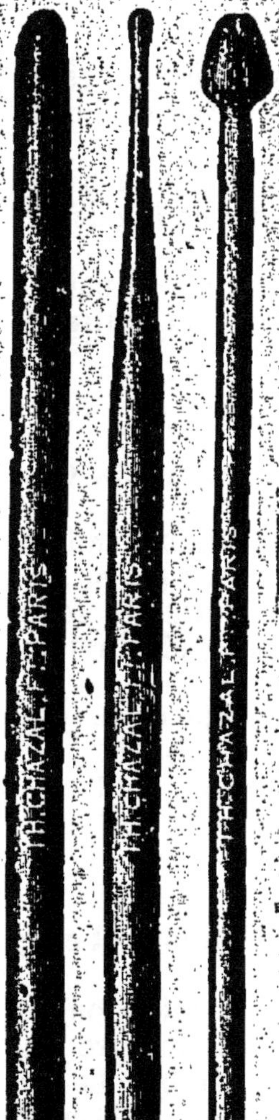

Fig. 40. — Bougies.

IV. — RÉTENTION D'URINE

La rétention d'urine est réalisée lorsqu'une partie ou la totalité de l'urine, contenue dans la vessie, ne peut être évacuée naturellement au dehors.

Causes.

1° *Affections chirurgicales* : Contusions et blessures des voies urinaires, fractures ou luxations de la colonne vertébrale, plaies de la moelle épinière, mal de Pott.

2° *Maladies inflammatoires* : générales (fièvres graves infectieuses, péritonite, affection du cerveau ou de la moelle), ou locales (tuberculose des voies urinaires, blennorrhagie, cystite, prostatite).

3° *Maladies nerveuses* : hystérie, névropathie, impressionnabilité excessive.

4° *Rétrécissement de l'urètre* avec congestion passagère des tissus à la suite d'un excès de table, d'un coït, d'un essai de dilatation.

5° *Hypertrophie de la prostate.* Cette dernière cause est de beaucoup la plus fréquente.

6° *Mécanique* : calculs, corps étrangers, caillot, tumeur de voisinage, tête d'un fœtus.

Formes.

La rétention peut être *incomplète et passagère.* Tel est le cas, en général, dans le rétrécissement de l'urètre et dans les maladies d'origine inflammatoire.

La vessie se vide de temps en temps, mais en partie seulement, et l'urine non évacuée au moment de la miction stagne dans la poche urinaire.

Dans l'hypertrophie de la prostate compliquée ou non de congestion locale, la rétention est d'ordinaire, au contraire, *complète.*

Lésions.

Elles sont de trois sortes :

1° La vessie est distendue, son volume est accru, dans certains cas, d'une façon considérable.

2° La stagnation de l'urine provoque à la longue l'inflammation de la muqueuse, c'est-à-dire la *cystite* (v. p. 169) et des altérations ascendantes de l'appareil urinaire (dilatation des uretères et des calices et des bassinets du rein, dont la substance finit par s'atrophier).

3° La disparition de la couche superficielle de mu-queuse de la vessie, l'épithélium, qui a pour rôle d cher l'absorption de l'urine par les vaisseaux, peut pour conséquence l'infection urinaire

Signes.

Ils sont très différents suivant que la rétention est complète ou incomplète.

Rétention complète aiguë. — Lorsque la rétention est complète d'emblée, l'impossibilité d'uriner à mesure que le temps s'écoule, devient de plus en plus pénible. Le malade a beau multiplier les efforts, pousser autant qu'il peut, rien ne sort de l'urètre. D'abord chaque envie d'uriner est séparée par un intervalle de calme, mais celui-ci devient de plus en plus court et les envies arrivent à être incessantes. A la sensation de pesanteur au périnée s'ajoutent des douleurs à la partie inférieure du ventre et qui s'irradient à la fois jusqu'à l'extrémité du gland et vers le bas des reins.

Le malade est anxieux, s'agite en tous sens, essayant continuellement de diminuer la douleur par des changements de position. Ses plaintes se répètent et l'épuisement nerveux peut être tel que le délire apparaisse, mais la perte de la conscience est cependant insuffisante pour supprimer les souffrances : le malade ne cesse de toucher les régions où siège la douleur (bas-ventre, verge et périnée). La moindre pression sur le ventre est horriblement pénible.

Le soulagement, au contraire, est immense et immédiat dès que la vessie est évacuée.

Si ce résultat n'est pas obtenu, l'empoisonnement urineux se manifeste par de la fièvre et des troubles nerveux. Quant à la rupture de la vessie, elle est exceptionnelle, les parois résistent longtemps, à moins qu'une cystite chronique ne les ait altérées. Ordinairement, du reste, à un moment donné, la résistance à la sortie du liquide est partiellement vaincue et l'urine s'écoule goutte à goutte (incontinence par regorgement).

Rétention incomplète chronique. — Les besoins d'uriner et les évacuations sont très fréquents, particulièrement la nuit. Les mictions deviennent à la fois de plus en plus nombreuses et de plus en plus pénibles, l'effort étant tout à fait en disproportion avec la quantité d'urine évacuée ; ses dernières gouttes s'écoulent en bavant, après la cessation de l'effort. L'insuffisance de l'évacuation est démontrée par le résultat du cathétérisme : alors que le malade venait à l'instant de finir sa miction, la sonde fait écouler deux ou trois cents grammes d'urine.

La rétention incomplète entraîne à brève échéance un affaiblissement général, qui est lié à la perte progressive de l'appétit et à des digestions difficiles.

Traitement.

Il varie avec la cause de la rétention. Si celle-ci est provoquée par une fièvre infectieuse, une affection du cerveau ou de la moelle, chez un individu ayant un canal normal, le médecin pratiquera le cathétérisme avec une grosse sonde molle qui aura été aseptisée par un séjour dans un liquide antiseptique. Le procédé sera d'abord le même chez les individus atteints d'hypertrophie de la prostate (v. p. 171) ; en cas d'insuccès, on emploiera une sonde courbe ou coudée de façon à suivre le bord supérieur de l'urètre.

Dans les cas de rétrécissement de l'urètre, on emploiera des sondes de calibre approprié (fig. 41), et si le resserrement est tel qu'une sonde ne peut passer, on introduira une bougie fine (fig. 40) dans la vessie et on la fixera à demeure, l'urine s'évacuera goutte à goutte en filtrant continuellement le long de cette bougie. Le passage de l'urine contribuera à agrandir l'espace et à permettre plus tard l'introduction d'une sonde.

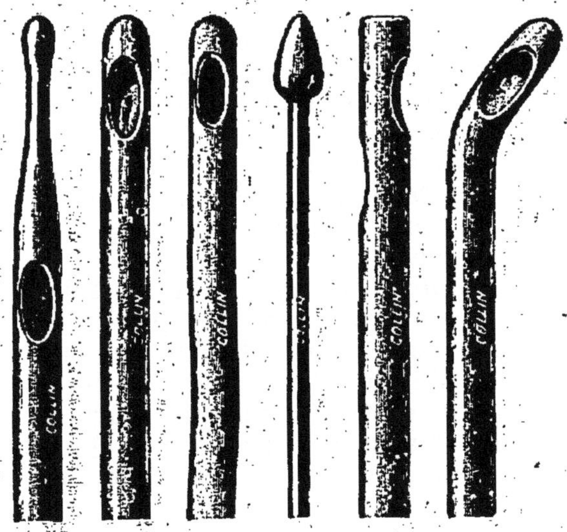

Fig. 41. — Différents modèles de sondes.

Lorsque la vessie est très distendue, notamment chez les prostatiques, il y a danger à évacuer trop rapidement et trop complètement l'urine. Il peut se produire dans ce cas des contractions très douloureuses et une hémorragie plus ou moins importante. Il convient donc d'agir lentement et de ne pas hâter la sortie du liquide par des pressions sur le ventre ; on interrompra dans ce but la sortie de l'urine et on en laissera une certaine quantité dans la vessie.

Le sondage sera répété trois ou ou quatre fois par jour, ant que l'évacuation ne se fera pas naturellement. Dans ertains cas, le cathétérisme est impossible et il est nécessaire d'effectuer la ponction capillaire de la vessie.

V. — INCONTINENCE D'URINE

Écoulement involontaire d'urine pouvant être conscient ou inconscient.

Formes et causes.

Il existe quatre variétés d'incontinence :

1° *L'incontinence par regorgement* se produit à la suite de la rétention d'urine (v. précédemment) et résulte de ce que le sphincter arrive à être forcé par la pression de l'urine.

2° *L'incontinence vraie* est due à l'impossibilité de l'occlusion du sphincter par le fait d'une maladie de la moelle, l'existence d'un calcul ou d'un polype au milieu du col ou sa destruction par une lésion cancéreuse ou tuberculeuse.

3° *L'incontinence fausse* se présente chez les individus atteints de cystite qui ne peuvent retenir leurs urines dès que le besoin se produit.

4° *L'incontinence infantile* apparaît avant la puberté, ordinairement vers quatre ou cinq ans, et disparaît au plus tard à vingt ans. Elle est due à une irritabilité spéciale de la vessie (Trousseau) ou à une insuffisance de contractilité du sphincter (Guyon), à l'action des rêves (Janet), et, dans certains cas, est une des manifestations de l'épilepsie.

Signes.

Incontinence par regorgement. — L'écoulement de l'urine s'effectue goutte à goutte et, au début seulement, pendant la journée et pendant la station debout chez les rétrécis, la nuit chez les prostatiques. Plus tard, l'incontinence chez ces deux sortes de malades devient à la fois diurne et nocturne. En tout cas, la vessie contient toujours beaucoup d'urine.

Incontinence vraie. — L'évacuation, qui est involontaire et inconsciente, se produit ici à mesure que l'urine arrive dans la vessie ; celle-ci, au contraire, est donc toujours complètement vide.

Incontinence fausse. — L'émission de l'urine est intermittente, volontaire et consciente.

Incontinence infantile. — Elle est presque toujours, au

début, simplement nocturne et chez un grand nombre d'enfants restée limitée à la nuit jusqu'à la fin de la maladie. Chez certains, au contraire, après un temps variable l'incontinence devient diurne et nocturne. Les évacuations involontaires peuvent se produire une seule fois par nuit, l'enfant urinant normalement le matin, ou au contraire se répéter plusieurs fois par nuit, l'évacuation se faisant chaque fois à plein canal.

Il peut y avoir des intervalles de plusieurs nuits entre les évacuations, mais le plus souvent l'incontinence se répète chaque nuit.

Dans des cas exceptionnels, l'incontinence est continue et résulte alors d'une malformation (absence du sphincter, mauvaise implantation d'un des uretères qui se termine non plus dans la vessie mais dans l'urètre).

Traitement.

Contre l'incontinence par rétention, c'est cette rétention qu'il faut faire disparaître.

Quant à l'incontinence fausse, la guérison de la cystite, qui la provoque, la supprimera.

Enfin, on traite l'incontinence nocturne infantile par la suggestion au moment du coucher (commandement énergique de ne pas uriner), la diminution des boissons le soir, le lever plusieurs fois la nuit, la belladone et l'électricité.

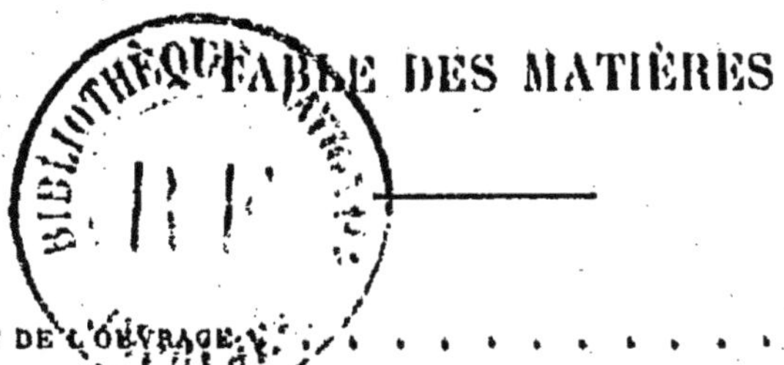

TABLE DES MATIÈRES

PREMIÈRE SECTION

Organes sexuels à l'état normal.

I. — Conformation des organes sexuels de l'homme

II. — Mode de fonctionnement des organes sexuels de l'homme

III. — Conformation et fonctions des organes génitaux féminins

DEUXIÈME SECTION

Maladies vénériennes contagieuses locales.

I. — Urétrite blennorrhagique chez l'homme

II. — Urétrite blennorrhagique chez la femme

III. — Complications de la blennorrhagie communes aux deux sexes

TROISIÈME SECTION

Maladie vénérienne contagieuse générale ou Syphilis.

IV. — Accidents tertiaires

V. — Syphilis acquise chez l'enfant. Syphilis du vieillard

VI. — Action de la syphilis sur les grossesses

VII. — Syphilis héréditaire

X. — La syphilis dans ses rapports avec le mariage et la paternité

XI. — Traitement général de la syphilis acquise

XII. — Traitements locaux de la syphilis acquise

QUATRIÈME SECTION

Précautions à prendre pour éviter les maladies vénériennes contagieuses.

CINQUIÈME SECTION

Maladies vénériennes non contagieuses.

SIXIÈME SECTION

Maladies sexuelles.

Saint-Amand (Cher). — Imprimerie Bussière.

Saint-Amand (Cher.) — Imprimerie BUSSIÈRE.

Librairie C. REINWALD. SCHLEICHER Frères, Éditeurs
Paris. — 15, rue des Saints-Pères, 15. — Paris

G. DELAMARE

ANATOMIE ÉLÉMENTAIRE DES ORGANES GÉNITAUX

1 vol. in-4° avec 35 coupes anatomiques superposées tirées en plusieurs couleurs et formant 2 planches hors texte, 2e édit. **4 fr.**

L'ingénieux système des planches à feuillets découpés et superposés permet de se rendre un compte exact et précis de la disposition des organes génitaux-urinaires de l'homme et de la femme, une planche étant réservée à chacun d'eux. Le texte, très clair et très explicite, ajoute, sur la constitution et le fonctionnement de ces organes, tous les renseignements désirables.

Dr O. COMMENGE

Médecin en chef honoraire du Dispensaire de salubrité de la Préfecture de Police

LA PROSTITUTION CLANDESTINE A PARIS

2e édition revue et augmentée. 1 vol. gr. in-8°. . . . . **12 fr. 50**

Chapitre I. Des causes de la prostitution en général et de la prostitution clandestine en particulier. — Ch. II. Arrestations. — Ch. III. Du Dispensaire de salubrité et de son fonctionnement spécial en ce qui concerne les insoumises. — Ch. IV. — Classification et statistique des maladies. — Ch. V. Infirmerie de Saint-Lazare. — Ch. VI. Origine des insoumises. — Ch. VII. Professions antérieures des insoumises. — Chap. VIII. Que sont devenues les insoumises après leur guérison et leur sortie de l'infirmerie de Saint-Lazare? — Ch. IX. Inscription et réglementation. — Ch. X. Appendice.

Dr GALTIER-BOISSIÈRE

LA FEMME

Conformation, fonctions et hygiène spéciales

1 vol. in-4° avec dix planches coloriées à feuillets découpés et superposés formant 45 coupes anatomiques et 55 gravures dans le texte . . . . **8 fr.**

Modification des fonctions des organes communs aux deux sexes. — Anatomie des formes. — Fonctions et Organes spéciaux. — Règles normales et pathologiques — Mariage, Grossesse, Accouchement, Stérilité. — ladies des organes féminins.

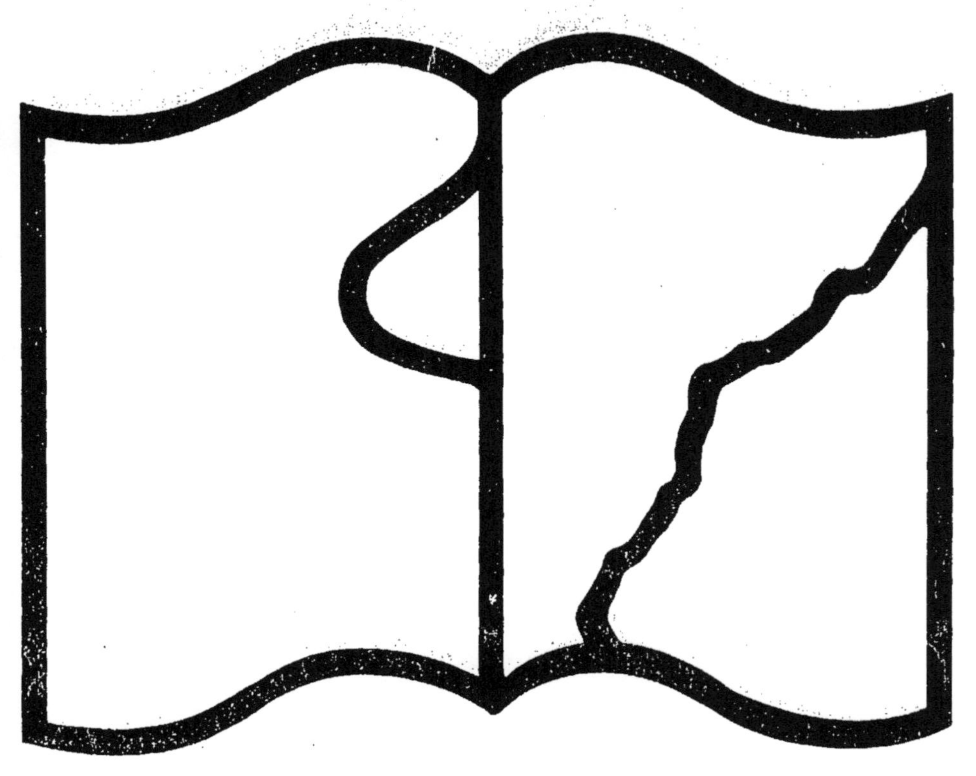

Texte détérioré — reliure défectueuse

NF Z 43-120-11

www.ingramcontent.com/pod-product-compliance
Ingram Content Group UK Ltd.
Pitfield, Milton Keynes, MK11 3LW, UK
UKHW020327230726
13925UKWH00002B/667

9 782013 553674